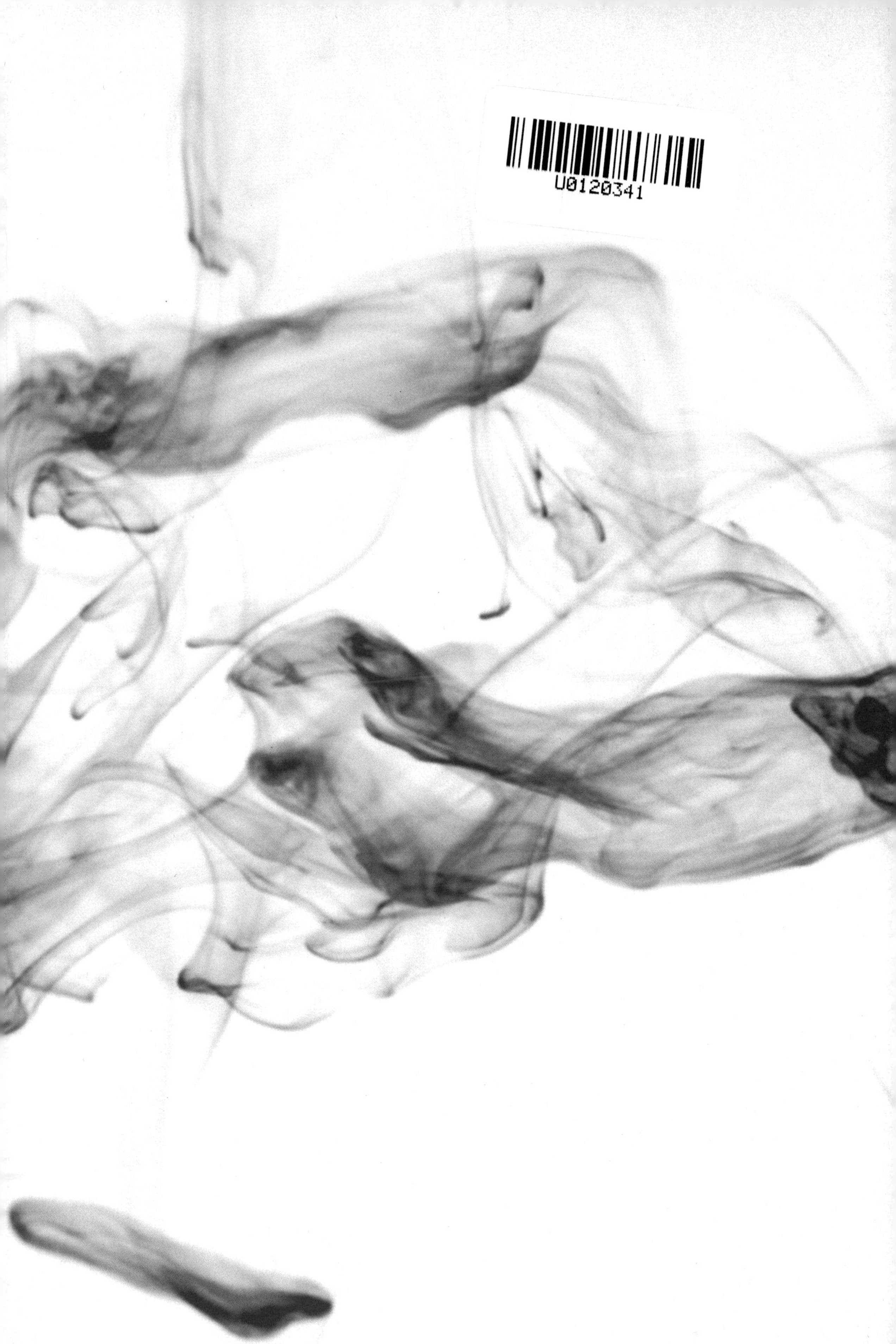

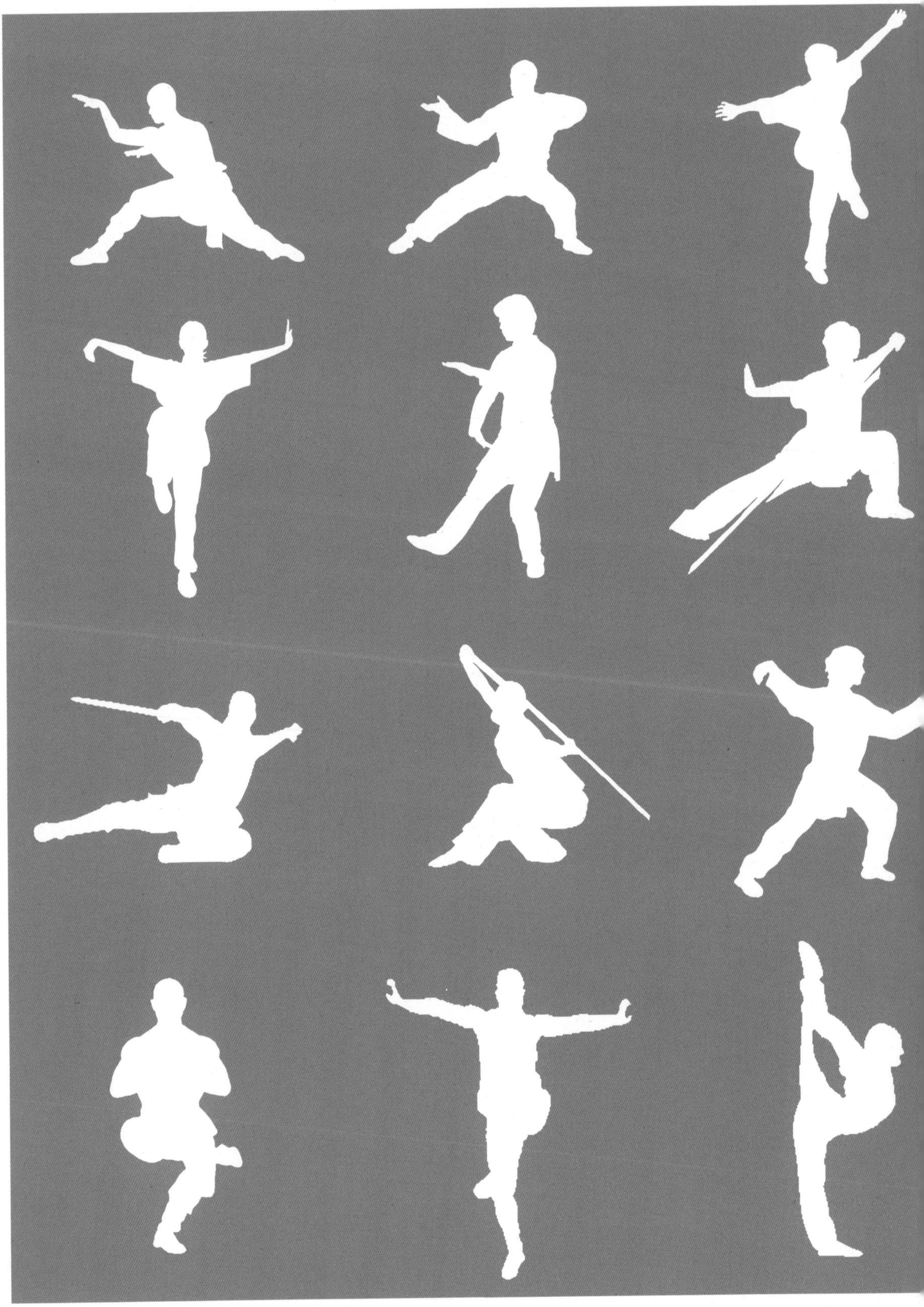

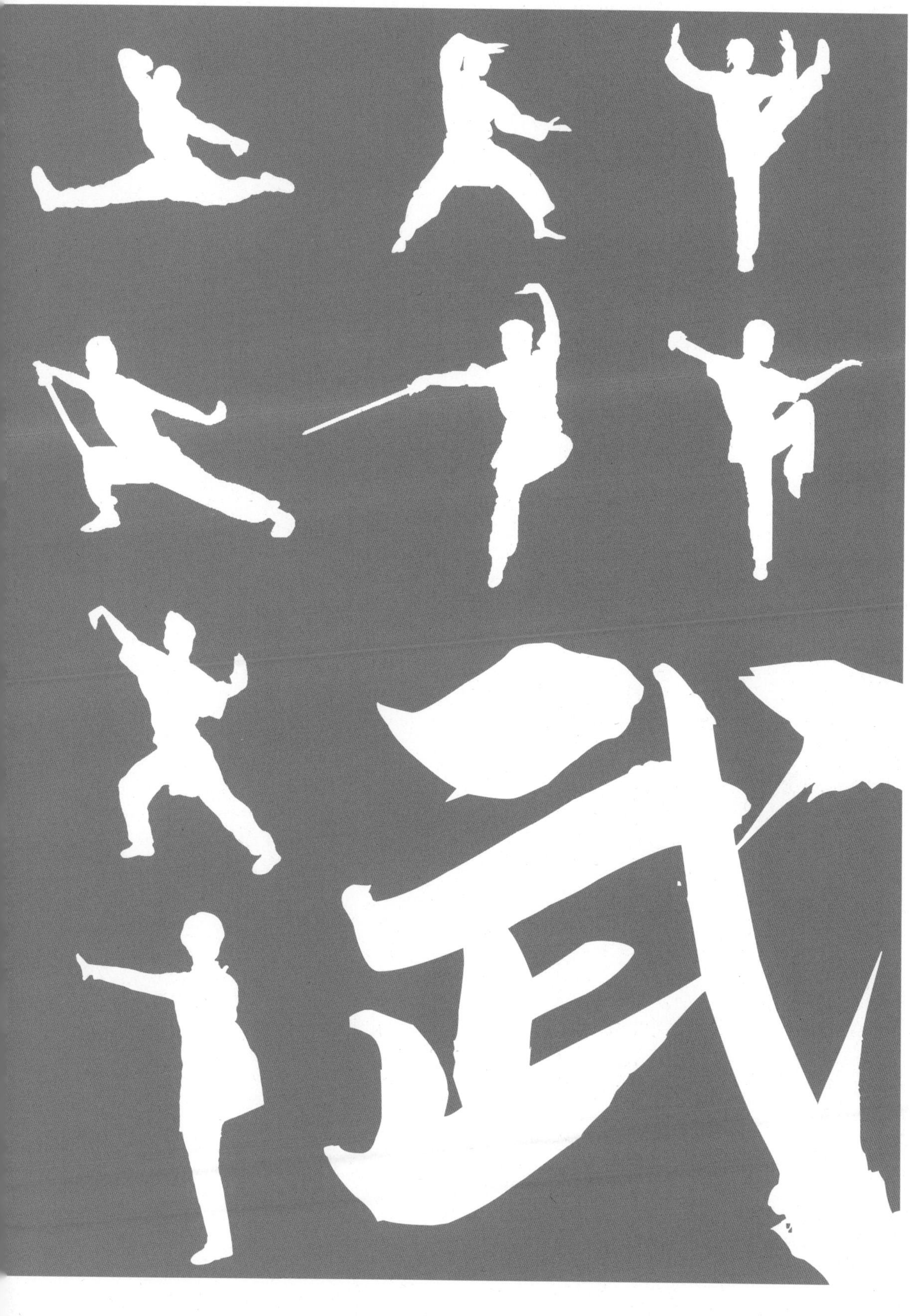
武

国家出版基金项目
NATIONAL PUBLICATION FOUNDATION

司红玉 主编 / 侯雯 动作示范

# 武术中国

# 五禽戏

司红玉 韩向阳 编著

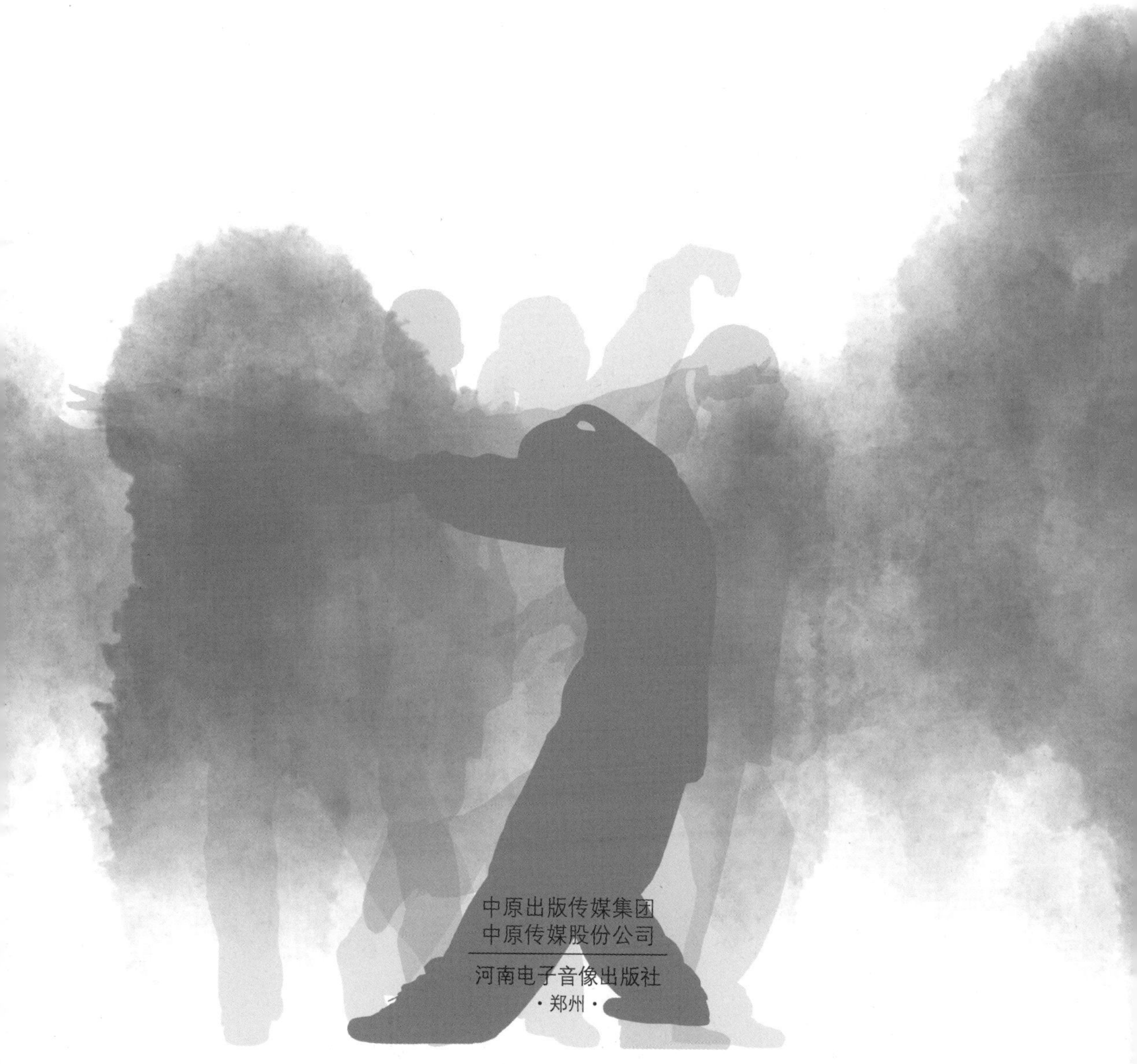

中原出版传媒集团
中原传媒股份公司
河南电子音像出版社
·郑州·

图书在版编目（CIP）数据

五禽戏 / 司红玉，韩向阳编著 . —郑州 ：河南电子音像出版社，2021.11
（武术中国）
ISBN 978-7-83009-385-3

Ⅰ . ①五… Ⅱ . ①司… ②韩… Ⅲ . ①五禽戏 - 基本知识 Ⅳ . ① R214

中国版本图书馆 CIP 数据核字（2021）第 220356 号

# 五禽戏

司红玉　韩向阳　编著



出 版 人：温新豪　　选题策划：郭笑丹
责任编辑：赵丽洁　　责任校对：李晓杰
装帧设计：刘运来工作室　　造型设计：赵雨琪
摄　　像：林伟峰　徐瑞勋　　视频后期：范丽娜　李沃桐　韩小枝
录　　音：胡　辉　王　珅　　美　　工：张　勇　李景云　郭　宾

出版发行：河南电子音像出版社
地　　址：郑州市郑东新区祥盛街 27 号
邮政编码：450016
经　　销：全国新华书店
印　　刷：辉县市伟业印务有限公司
开　　本：787 mm×1092 mm　1/16
印　　张：7.5 印张
字　　数：111 千字
版　　次：2021 年 11 月第 1 版
印　　次：2021 年 11 月第 1 次印刷
定　　价：53.00 元

# 总序

## 吴彬

中国武术研究院专家委员会委员
国家级武术教练
享受国务院政府特殊津贴专家
中国武术九段
国际武术联合会技术委员会原主任
亚洲武术联合会技术委员会主任
中国武术协会副主席
北京武术院院长

文化是民族的血脉，是人民的精神家园。中华文化独一无二的理念、智慧、气度、神韵，增添了中国人民内心深处的自信和自豪。中华武术是中华传统文化中的重要部分，是弘扬中华文明的重要渠道。说起武术，就不能不提河南，少林和太极，那是享誉全球！

党的十八大以来，以习近平同志为核心的党中央高度重视、关心体育工作，将全民健身上升为“健康中国战略”，推动了全民健身和全民健康深度融合。2017 年 8 月在天津举办的第十三届全运会即将开幕之际，习近平总书记在会见全国体育先进单位和先进个人代表等时强调，加快建设体育强国，就要坚持以人民为中心的思想，把人民作为发展体育事业的主体，把满足人民健身需求、促进人的全面发展作为体育工作的出发点和落脚点，落实全民健身国家战略，不断提高人民健康水平。

河南电子音像出版社出版的这套“武术中国”系列图书自立项以来，就以起点高、形式新等诸多优点，受到广泛关注，并于 2016 年入选“十三五”国家重点图书、音像、电子出版物出版规划，2019 年入选国家出版基金项目。

“武术中国”系列图书底蕴深厚、权威性高，又贴近读者，实操性强。它不仅仅挖掘、整理了我国优秀传统武术文化，而且着力突出武术这一传统文化在健身、提高全民素质上的重要意义，引导读者从健康、健身的视角看待和尝试中国传统武术。这套丛书的作者大多是我国武术界的著名老师，如朱天才、梁以全、曾乃梁等。这套丛书还首创了积木式教学、动作加呼吸的高阶健身方式，以及在传统武术中融入中国古典音乐、书法等元素符号，提高了读者阅读兴趣和出版物品位。所谓积木式教学，就是把教学单元分解为每一个动作对应一个视频，比如陈氏太极拳老架一路有 74 个动作，积木式教学就是把教学分解为 74 个教学单元，读者掌握单个动作后可自主进行套路学习。书中每个教学动作之后附有二维码，读者通过手机扫描二维码可随时在线观看视频。这种方式的教学降低了读者的学习门槛，提升了他们的学习兴趣。

希望这套丛书的出版，能使广大读者深入了解、喜爱我们的民族瑰宝，开启新时代健康精彩的人生！

吴彬

# 前言

健身气功是中华民族的文化瑰宝，具有悠久的历史和深厚的文化底蕴。在历史上，其作为民族传统体育项目，主要以一种独特的身心锻炼方法，即自身形体活动、呼吸吐纳、心理调节相结合的运动形式，使身心处于和谐状态。“流水不腐，户枢不蠹，动也。形气亦然。形不动则精不流，精不流则气郁。”中国古人非常重视运动养生。运动养生在养生学中占据着重要的地位，因运动形式的不同，会有不同的称谓，比如导引术、吐纳、行气、气功等。2001 年，国家体育总局健身气功管理中心遵循“取其精华，去其糟粕”的创编原则，按照“讲科学，倡主流，抓管理”的工作总体思路，组织体育、医学等方面的相关专家，在挖掘整理优秀传统气功功法的基础上，按照科研课题的方式，先后创编了 11 套健身气功新功法。

2016 年 10 月，中共中央、国务院印发了我国首次于国家层面提出的健康领域中长期战略规划——《“健康中国 2030”规划纲要》（以下简称《纲要》）。《纲要》指出，要发挥全民科学健身在健康促进、慢性病预防和康复等方面的积极作用。新时代群众对美好生活、科学健身愈加追求和需要，对学练健身气功的兴趣与日俱增。健身气功已成为深受广大群众喜爱和推崇的时尚健身运动。

为满足广大健身气功习练者的迫切需求，2019 年 7 月，我们开始启动健身气功图书的编撰工作。这次选取的 9 种新功法，在图书编写内容上与国家体育总局健身气功管理中心主编的内容有所不同。每本书共分三章：第一章是健身气功概述，第二章是具体新功法，第三章是新功法技术。每章内容的编排以方便习练者阅读、学练为宜，不仅适宜于健身气功初学者，而且对有一定基础的学练者也会有显著的增益和提高。

目前，健身气功成为广大群众强身健体、增强体质的一项养生选择。为了更好地继承和发扬优秀传统养生文化，推动健身气功的持续良性发展，我们推出了“武术中国”健身养生系列图书，希冀能为健身气功的推广、普及提供理论支撑和技术保障。由于编撰者的能力及水平有限，书中难免有纰漏与不足之处，敬请各位专家、学者、读者给予斧正。

河南电子音像出版社长期致力于武术文化的宣传和推广，出版了大量武术精品，以百集“中国民间武术经典”为代表，其在海内外发行之后，深受广大武术界朋友的欢迎和好评。此次“武术中国”系列出版工程，以中国博大精深的武术文化为核心内容，邀请诸多武术名家从少林武术、太极拳以及其他拳种的历史演变、风格特点、文化特点、养生健体功效、传世歌诀、套路概述、拳术套路、器械套路等方面详细阐述，以此普及传统武术套路，抢救挖掘稀有武术拳种。

“武术中国”系列于 2016 年入选“十三五”国家重点图书、音像、电子出版物出版规划，2019 年获得国家出版基金资助。这套丛书的出版发行，将有力地促进中国武术文化的发展和繁荣，对传播、推广、弘扬中华民族优秀武术文化，起到巨大的助力作用。

需要指出的是，本套书中详注的图片分解动作是针对入门者而言的基本动作，而视频演练者都是精熟于这些动作的武术行家，他们演练动作快速连贯、行云流水，从而有个别动作在幅度、节奏、速度等方面与书中静止的图片分解动作或存在些许出入。初练者在长期反复练习后，也能做到熟能生巧、灵活运用。

# 目录

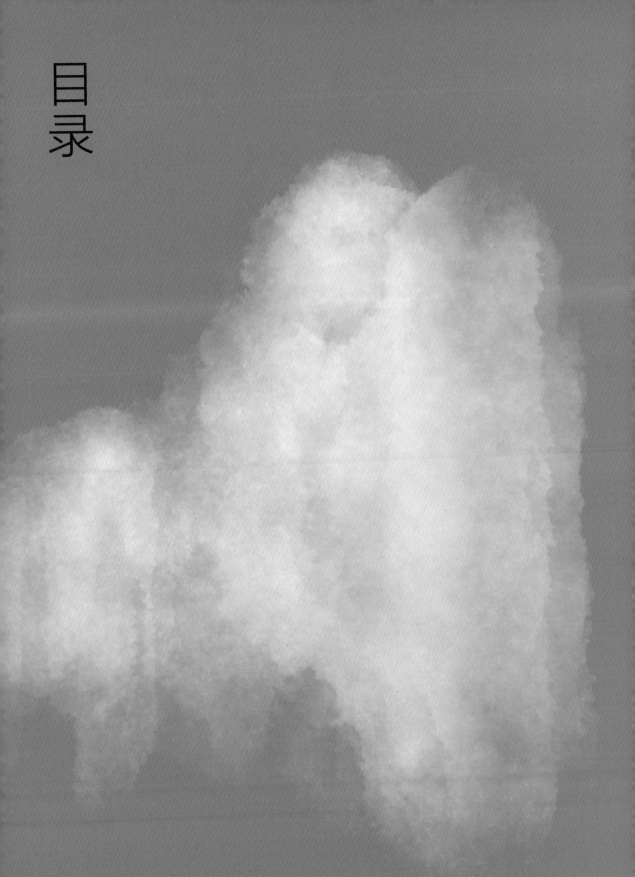

# 五禽戏

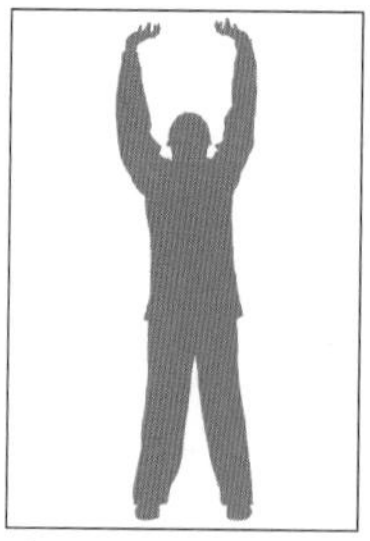
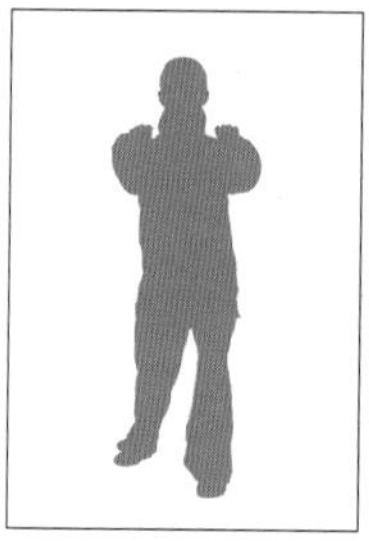
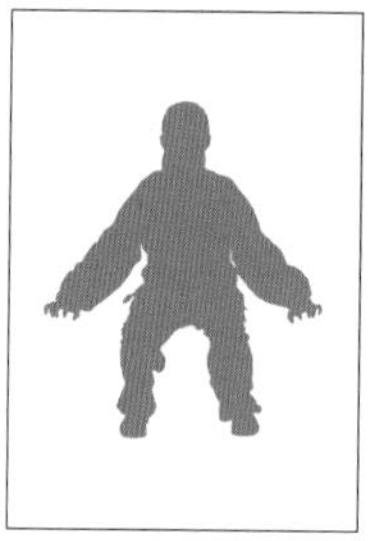
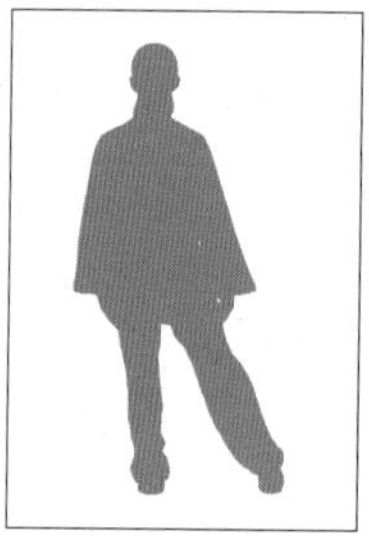
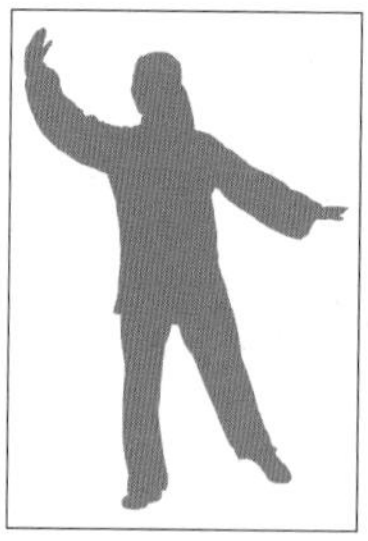
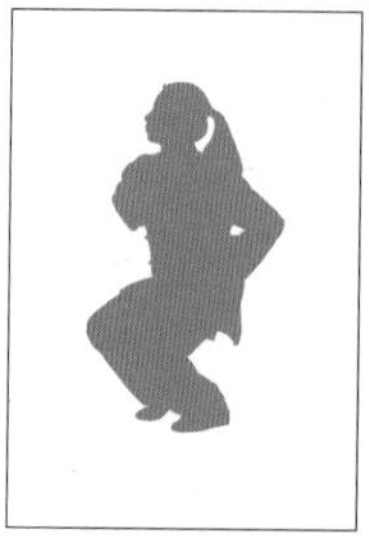



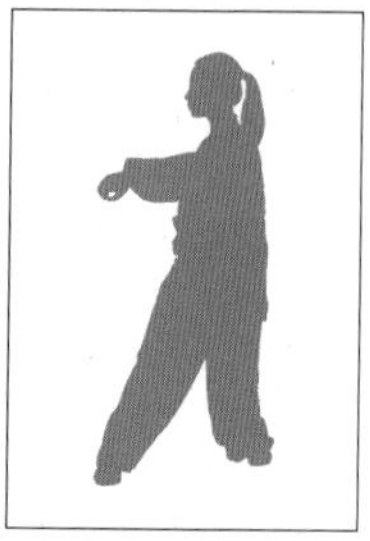
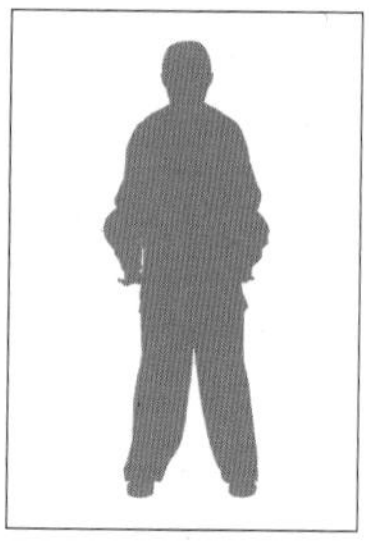
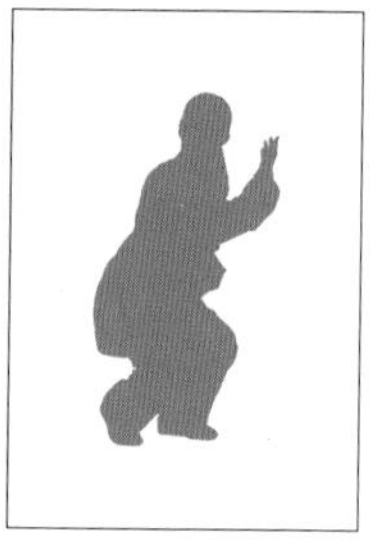
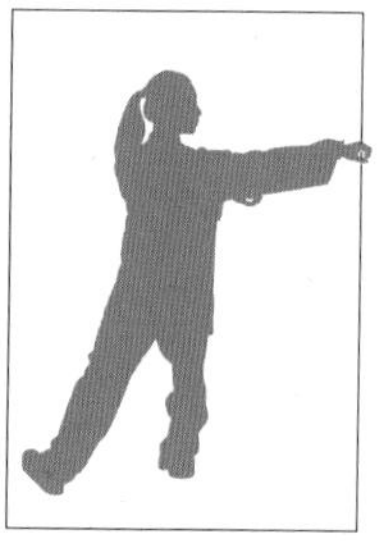
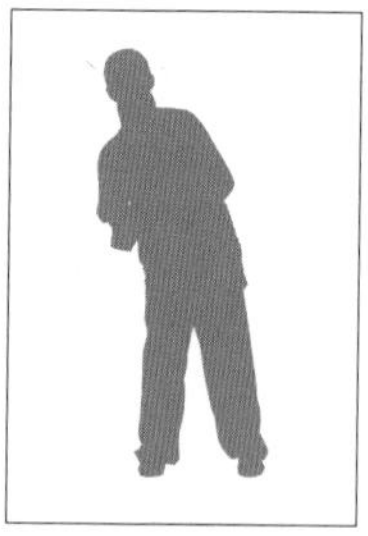
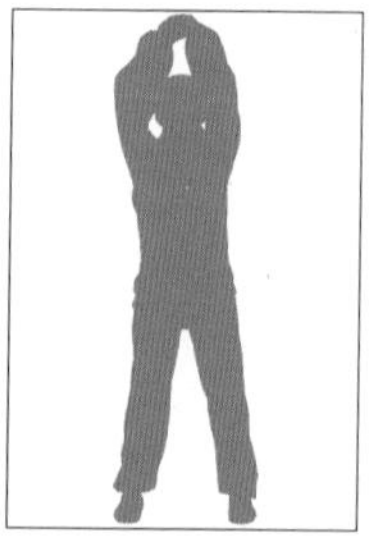

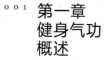

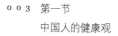

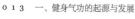

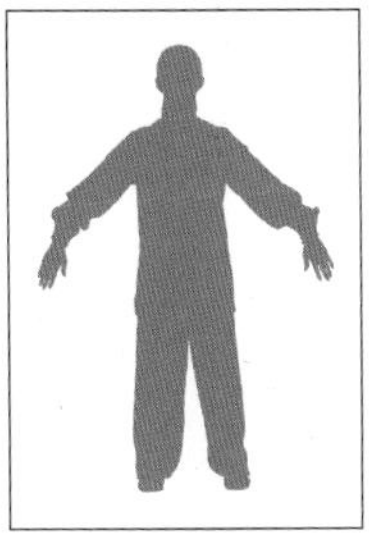
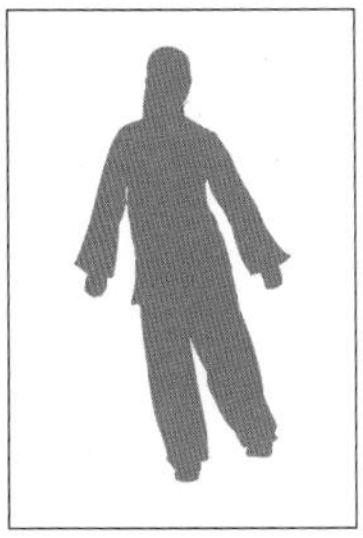
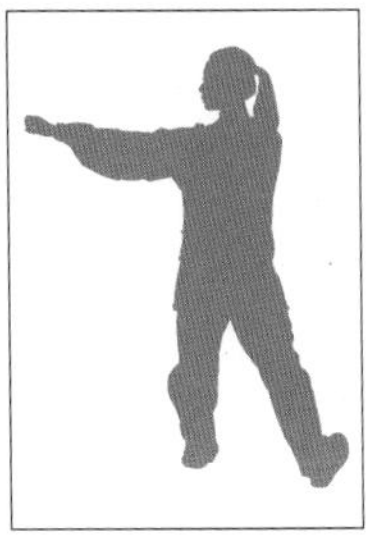
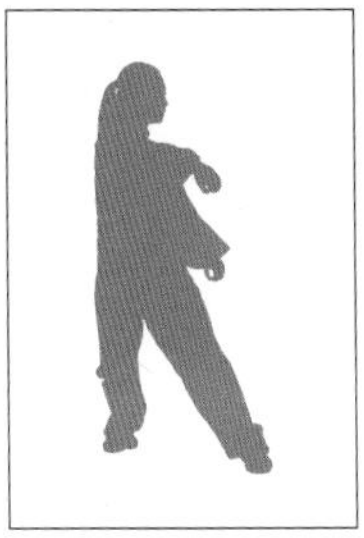
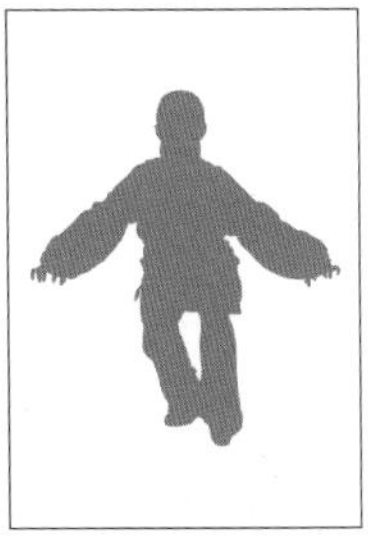
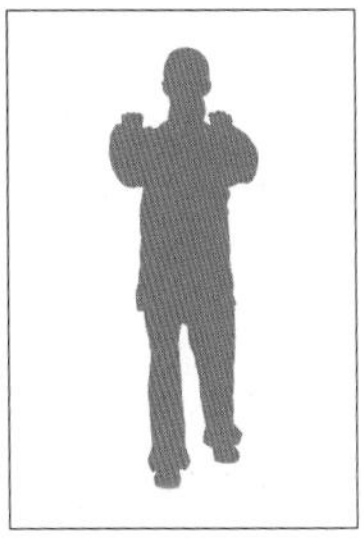
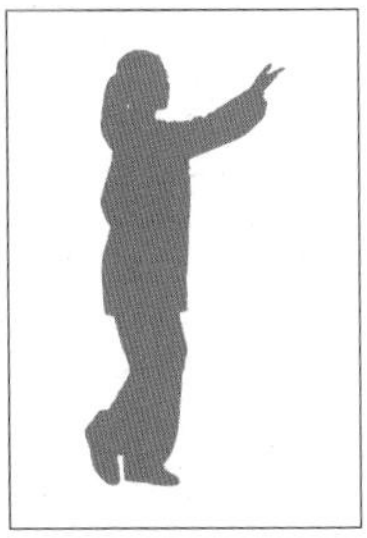
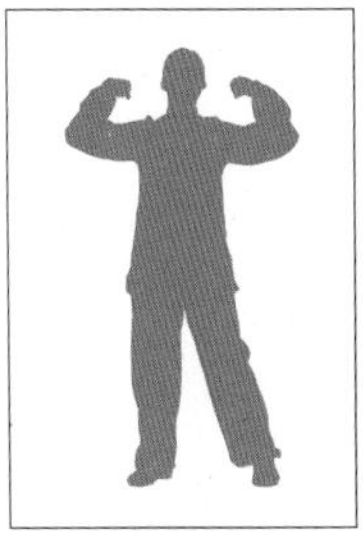
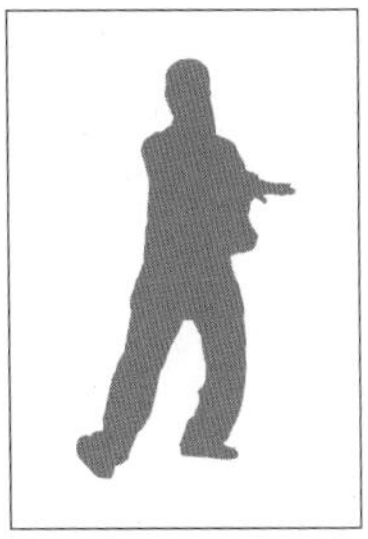
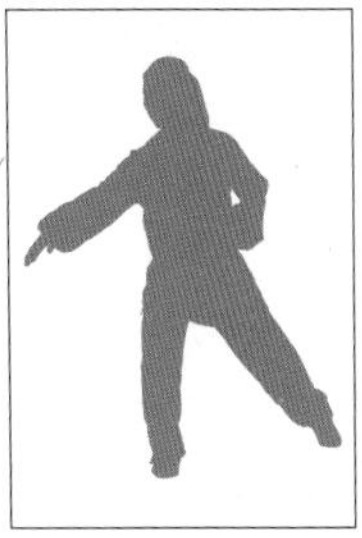
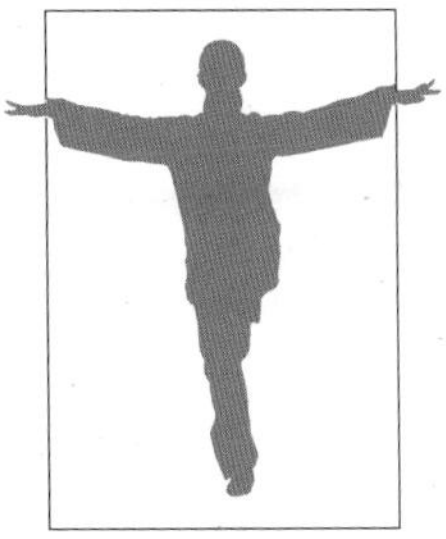
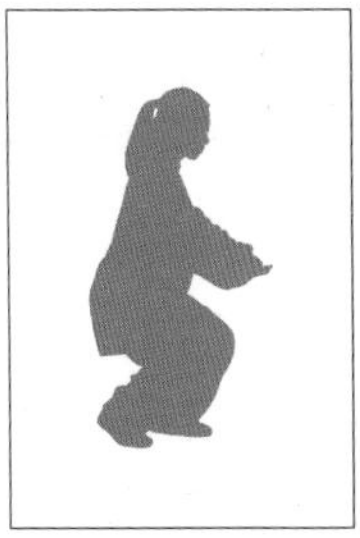

健身气功的起源与发展　　健身气功的特点　　推广健身气功的意义

健身气功强调调身、调息、调心合一。

# 第一章
# 健身气功概述

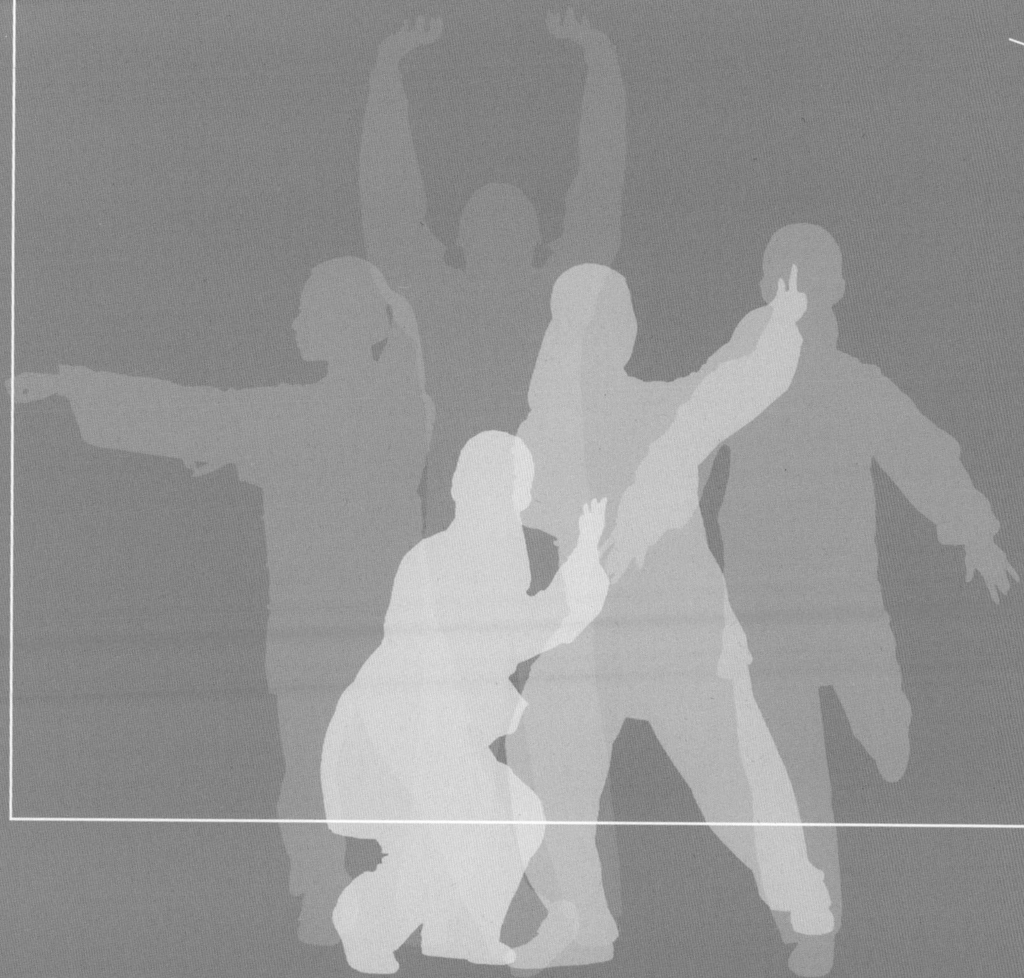

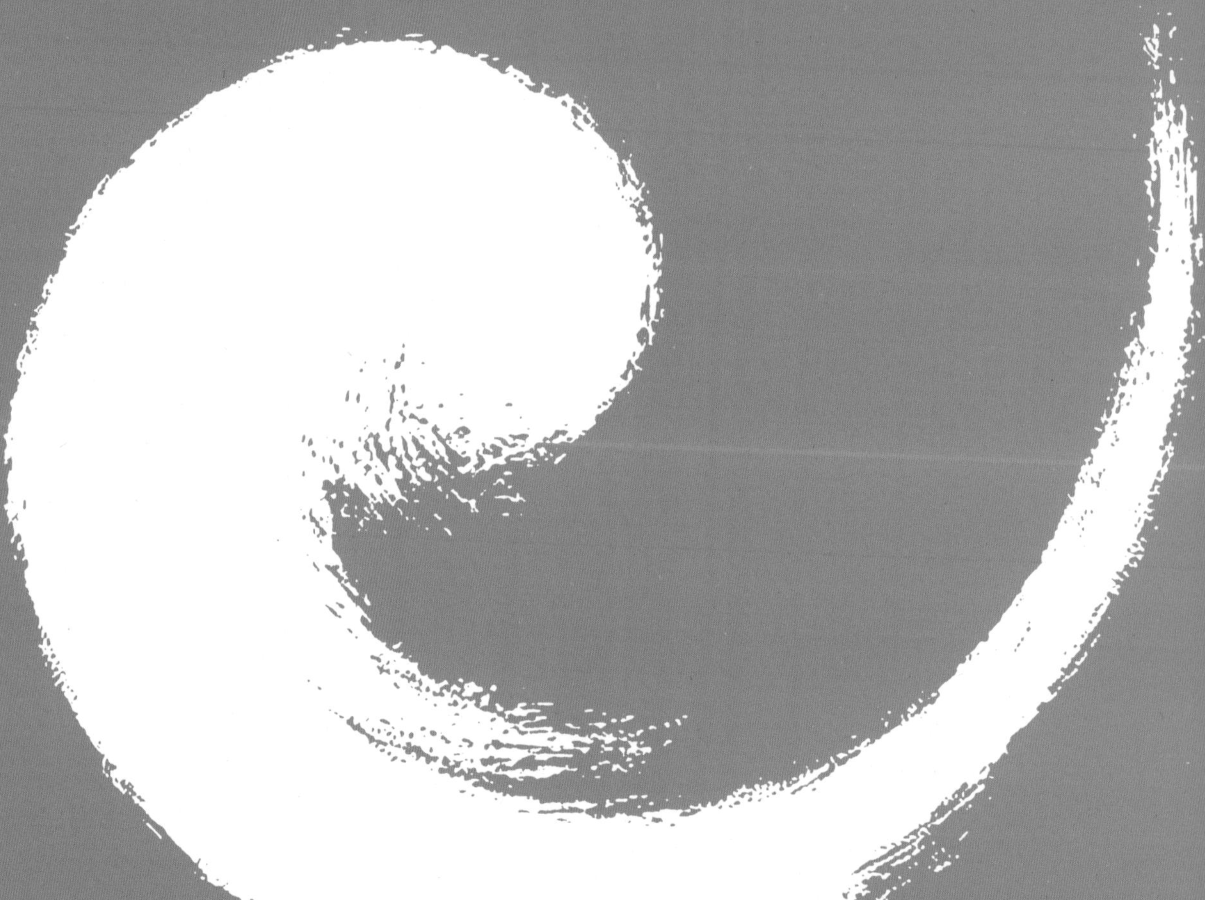

# 第一节 中国人的健康观

健康从古至今都是备受人们关注的话题，随着科学的发展、社会的进步，大家对健康内涵的认知也随之得到了极大的提升。

## 一、关于健康观

### 1. 原始健康观

原始社会，刀耕火种，囿于认知局限，古人没有厘清健康与生命的区别，认为健康就是生命，活着就是健康，健康就是活着，“长寿”和“无疾”就是当时人们的健康观。为了追求长寿和无疾，且出于对自然灾难的恐惧，一方面先人们求仙访道，企图通过神灵膜拜和祈福祝祷实现消灾祛病的愿望；另一方面在自我康复经验的基础上积极探索，基于饮食、情志、房劳、避病、运动等方面提炼出养生方法，诸如“食饮有节，起居有常，不妄作劳，适时进补，虚邪贼风，避之有时……精神内守，病安从来”“春三月，此谓发陈，天地俱生，万物以荣，夜卧早起，广步于庭，被发缓形”等，形成了传统中医的雏形，为中华传统中医药文化和养生学说奠定了基础。

### 2. 传统健康观

中国传统的健康观念根植于中华民族文化，呈现出多元化的特点。各家养生理论与养生实践或兴起，或继承，或延续，皆与其养生文化或其哲学思想一脉相承。中国传统的健康观念、养生理念汲取了儒、道、释等众家学说的文化精粹，在兼蓄三家、彼此独立又极具内涵特色的健康观的基础上，与人体机能进行有机联系，将疾病的产生、发展与养生、防病紧密地结合在一起。

（1）儒家健康观。

以孔子、孟子两位先贤为代表人物的儒家学派，主张饮食健康、心性修养、道德修身三者相统一的健康观，希冀通过合理的生活方式和精神修为来实现延年益寿。

在饮食方面，儒家认为饮食有节、餐时神注、长幼异食、食饮精良是减少疾病发生、增进健康的重要措施。在《论语·乡党》中有“食不厌精，脍不厌细”的论述，并提及关于食物的形、色、味、时、料等各种不食禁忌。

在心性修为方面，儒家奉行中庸、和谐、仁爱的思想，主张世人心性要不断完善，品行要持续修为。“中庸”讲究不偏不倚、平常适度。“天人合一”指人与自然、与社会、与他人要和谐相处，在各种交互关系中寻求“中和之美”，是一种高境界的和谐观。《孟子·尽心上》中提到“尽其心者，知其性也。知其性，则知天矣”，主张把人类精神世界放于天地、万物乃至宇宙中去体悟、扩充、锻铸，使人类心灵在更宏大的背景中得以开放和旷达。这正是儒家精神追求的气魄和格局。

在道德修身方面，孔子有“大德必寿”“仁者无忧”“仁者寿”的观点，意指凡注重自我人格的完善，加强德行修养，胸怀坦荡、仁慈谦让、精神爽朗、光明磊落的人，都能健康长寿。孔子言论中也有与上述正面要义相反的阐述，如“小人长戚戚”，指道德修养不高，易斤斤计较、患得患失的人，若长期处于这种焦虑、紧张、不安的状态中，内心的平衡易被打破，容易导致神经系统和内分泌系统失调，使自身免疫力下降。孟子主张“得志，泽加于民；不得志，修身见于世。穷则独善其身，达则兼善天下”，以此劝慰人们既要积极进取，有所作为，又要洁身自好，尽力保持人格独立和心理平衡，以达到健康状态。儒家养生强调道德伦理的规范，推崇以德养生，这与现代健康观强调的道德健康有着异曲同工之妙。

（2）道家健康观。

以老子、庄子为代表人物的道家，主张天地万物应顺应自然发展的规律，维系人体体内、体外的阴阳平衡，清静无为、形神兼养的自然养生健康观。

阴阳平衡是生命活力的根本。阴阳平衡，则人健康，有精气神；阴阳失衡，则人就会患病、早衰，甚至死亡。所以道家养生的宗旨是维系生命的阴阳平衡。中国古代哲学经典巨著《易经》告诉我们，阴阳运动是万事万物的运动规律。生命阴阳平衡的含义是脏腑平衡、寒热平衡及气血平衡，其总则是阴阳协调，实质是阳气（功能）与阴精（血、津液等）的平衡，也就是人体各种功能与外在环境的协调。《黄帝内经·素问·生气通天论》中记载：“阴平阳秘，精神乃治；阴阳离决，精气乃绝。”“阴平阳秘”即指阴阳平衡，强调机体及其内外环境的相互平衡与协调，方能保持身体的整体健康。

道家对个体心性的修养也极为重视。《庄子·内篇·养生主》讲“安时而处顺，哀乐不能入也，古者谓是帝之县解”，明确提出人体健康要顺应自然，保持良好情绪，切忌过分激动、大悲大喜等激烈的情绪波动。

在个体与社会的关系方面，道家主张“生道合一”，即凡热爱自己生命，并泛爱万物生命的人，可与大“道”相通，能“死而不亡”，使生命具有不朽的价值。道家的养生理论是：人不是独立的个体存在，而是存在于相互依存、相互制约的宇宙大系统中；个体生命的健康与周围的环境，包括自然环境和社会环境，是息息相关的，且注重整体的协调性。这些论述与现代健康观所要求的良好社会适应性内涵相似度颇高。

在个体道德修养方面，道家注重“性命双修”，即修性、修命同等重要，“性功”贯穿“命功”，所谓“修得一分性，保得一分命”，因此，修炼离不开内在的心性和道德的修养。《抱朴子·内篇·对俗》中有“欲求仙者，要当以忠孝、和顺、仁信为本。若德行不修，而但务求玄道，无益也”。道家认为，要想“与道合真”，必须修德，多做合乎道德之事，不让世俗的喜怒哀乐扰乱自己的恬淡心境，从而保持自己的自然天性。通过这种精神状态的修炼，不求于“道”，而“道”自归之，无为而自得。“药王”孙思邈在《千金要方·养性》（《千金要方》原名（《备急千金要方》）中也说：“夫养性者，欲所习以成性，性自为善，不习无不利也。性既自善，内外百病自然不生，祸乱灾害亦无由作，此养性之大经也。”同时还指出：“德行不充，纵服玉液金丹未能延寿。”这些都是强调道德修养对人体健康的重要影响。

（3）释家健康观。

以释迦牟尼为宗的释家学派奉行的健康观，主张遵循佛教的行为规范，约束修行者的所做、所言、所想。通过释家特有的修行方式“禅定”或“禅修”，修身养性，克服外界六尘（色、声、香、味、触、法）的诱惑和内心七情六欲的困扰，精神得以专注、安详，并因“禅定”使人产生智慧，排除人内心产生的种种烦恼和颠倒妄想，解除人的“心病”，从而达成释家所认为的修行健康。

佛教认为，人的身体由地、水、火、风四大要素构成，如若“四大”不调，便会产生种种疾病，加上生命无常，必然带来生老病死的痛苦。因此，佛教反对对身体过分的照顾，认为应将更多的时间和精力用于学佛悟道，以自利利他，广度众生。另外，佛教认为“人身难得”，应倍加珍惜。若病痛缠身，则无法安心修悟，所以学佛之人应“借假修真”，应具有健康的体魄。

佛教不仅重视自我保健，还鼓励主动关心他人疾苦。大乘佛教秉持“慈悲济世”的思想，有专究医药的医方明。在藏传寺院中还设有专门的藏医学院，探究藏医学的发展。在汉传佛教历史中，僧人长寿者甚多，不少高僧熟谙医术，悬壶济世，为世人所称道。

在个体与社会的关系方面，释家学派教导人们通过对心灵的净化，达到人与天地万物的和谐，即人与人、人与自然、人与社会的和谐依存。

在个人道德修养方面，释家主张为善去恶，以慈悲立心，通过抑制内心的恶，扩充内心的善，以期形成良好的善心状态，从而达到心灵的宁静与和谐。“五戒”是佛教徒必须遵守的基本戒律，即“不杀生，不偷盗，不邪淫，不妄语，不饮酒”，是释家“因戒生定，因定发慧”“断诸恶法，修诸善法”的基本持守，强调了品行修养对个体生命的精神意义。

除上述三家健康观外，对于人类健康的研究，我们不能不提及中医家健康观。

（4）中医家健康观。

中医家健康观注重人体健康的整体性和系统性，主要有预防观、整体观、平衡及辩证观，目的在于未病先防，未老先养，天人相应，形神兼备，调整阴阳，补偏救弊，动静有常，和谐适度。

中医家健康观讲究动态平衡、阴阳平衡，认为阴阳者，天地之道也，万物之纲纪，变化之父母，故“夫四时阴阳者，万物之根本也”。哲学上的阴阳学说用来解释世界，养生学上的阴阳学说用来解释人体，认为人体“内有阴阳，外亦有阴阳。在内者，五藏为阴，府为阳；在外者，筋骨为阴，皮肤为阳”。对于养生，《黄帝内经》认为，必须“审其阴阳，以别柔刚；阳病阴治，阴病阳治”。人体是一个处于动态平衡的有机整体，在阴阳方面表现为互根互化、消长平衡，在脏腑之间表现为相生相克、相互制约，在人与外界的关系方面表现为天人相应，等等。中医家深受中国传统文化中“天人相应”整体观的影响，认为人体顺应自然界的变化，尤其是顺应四季气候的变化，也是健康的关键所在，由此则发展出“四时五藏阴阳”等脏象理论。

中医家认为人体是形神相依、心身相关的统一体，形与神相互依附，不可分割。形为神之宅，神为形之主，无形则神无以生，无神则形无以活。由此，中医家认为健康建立在形神二者和谐统一的基础上，正如《黄帝内经·素问》所言：“故能形与神俱，而尽终其天年，度百岁乃去。”

中医家还讲究“正气”，正气又称为“元气”“真气”等。中医家认为：正气是人体生命活动的动力和源泉，是维持和体现人类生命健康的基础所在；正气与病邪相对而立，对人体生命活动有推动、温煦、防御、固摄作用。

以实用、实效为目标的中医家强调动静结合的健康观。孙思邈认为生命要有动有静，动静结合方为妙。他倡导的“动”意指“流水不腐，户枢不蠹”；他倡导的“静”是在超越佛教“禅定”、道教“坐忘”的行为之上，更追求精神气质的从容安详，静则神藏，静则神养，静则神清志宁。

### 3. 现代健康观

现代健康的含义已远远超越了原始健康观所推崇的身体无疾这

样的单一含义。根据世界卫生组织（WHO）的解释，健康不仅是指一个人的身体没有出现疾病或虚弱现象，而且还指生理上、心理上和社会适应性上的完好状态，这就是现代关于健康认知的较为完整的科学概念。相关专家经过研究后得出如下健康公式：

健康 = 情绪稳定 + 运动适量 + 饮食合理 + 科学的休息

现代健康观推崇的是整体健康，是多元的、全面的健康，可以归纳为生理、心理和社会适应性三个方面，同时这三个方面又通过相互作用而建立联系，使得人们以全面健康的面貌参与到广泛的社会生产和生活中。现代健康观包括以下几点。首先，身体健康是全面健康的物质基础。身体指人体的生理结构，包括体重、视力、力量、肢体协调性、忍耐力、对疾病的易感水平和恢复力等具体方面。其次，心理健康是全面健康在精神层面的要求，包括智力、情绪、意识等精神方面。智力是指人们接收和处理信息的能力，在很大程度上决定了我们的生活质量。需要特别提及的是情绪对健康的影响。情绪往往表现为生气、快乐、害怕、同情、罪恶、爱和恨等感情性表达，也包括人们看待现实社会、处理压力，以及灵活处理冲突的能力。尤其在日常生活中，主动的情绪管理会影响到生活的各个方面，一个积极向上、有情绪管理意识的人不会放任情绪的奔流，不会容忍生活的无趣，而是积极营造生活，让自己的人生充满光亮，从而达到现代健康观所倡导的全面健康。再次，社会适应、社交能力是全面健康的社会性要求。每个人自出生开始，就与父母及其他家庭成员生活相处；既长，迈入校园，开始与同伴、老师交往；工作后，与更大范围的社会各界人士交往。良好的社会适应性是指能否融洽地与社会相处，能否善意地欣赏他人、快乐地接纳他人，能否恰当地化解人际冲突，能否在社会交往中获得积极向上的生活乐趣，这都是个体社会适应能力的体现。

良好的社会适应性是以身体健康和心理健康为基础条件的，心理健康是身体健康的精神支柱,身体健康又是心理健康的物质基础。良好的情绪状态可以促使人体生理功能处于最佳的机能状态,反之,则会降低或破坏某些生理功能，最终诱发疾病。身体状况的改变可能带来多种心理问题，如身体疾病、生理缺陷，特别是沉疴痼疾，往往使人产生诸多不良情绪（烦恼、焦躁、忧虑、抑郁等），从而产生心理障碍。

全世界公认的关于健康的13个标志:

（1）生气勃勃，富有进取心;

（2）性格开朗，充满活力;

（3）正常身高与体重;

（4）保持正常的体温、脉搏和呼吸;

（5）食欲旺盛;

（6）明亮的眼睛;

（7）不易得病，对流行病有足够的耐受力;

（8）正常的大小便;

（9）淡红色舌头，无厚厚的舌苔;

（10）健康的牙龈和口腔黏膜;

（11）健康的肤色，光滑而富有弹性的皮肤;

（12）顺滑、带有光泽的头发;

（13）坚固且带微红色的指甲。

## 二、关于亚健康

世界卫生组织认为，亚健康是介乎健康与疾病之间的中间状态，即身体还未达到明显的疾病程度，又不符合完全的健康标准，两者间的一种中间态。通俗来讲，就是生理生化指标显示正常且器质检验结果指示为阴性，人体却有多样不适感觉。这是在社会进化、科学发展、人们生活水平提高后，现代医学提出的一个全新的医学概念。它与现代社会中人们的不健康生活方式，与所承受的不断增大的社会压力，与日益严重的环境污染等都有直接的因果关系。

亚健康主要有以下三大类临床表现：躯体性亚健康状态、心理性亚健康状态、社会性亚健康状态。躯体性亚健康状态主要表现为疲乏无力、精神萎靡不振，适应能力和工作能力、工作效率显著降低，免疫力低下等。心理性亚健康状态主要表现为容易产生焦虑、烦躁情绪，易怒，注意力无法集中，失眠多梦等，情况比较严重的时候，还会伴有胃痛、心悸等症状。如果这些问题持续发展，甚至会导致机体内部平衡的紊乱，从而诱发一系列疾病，比如心血管疾病和肿瘤等。社会性亚健康状态主要表现为与周围人群及社会成员的关系不和谐，产生一种被社会抛弃或者遗忘的孤独感。研究发现：亚健康状态会在无干预的情况下不断发展，如果长期对亚健康状态听之任之，不给予积极必要的应对和调整，亚健康状态就会向更深远的方向持续发展，导致更严重的后果；一旦发现并及时采取适度干预措施，亚健康状态就很可能向着健康方向转化。

相关研究罗列出了亚健康的 30 种常见症状，提供给人们作自我对照检测。在以下 30 种症状中，如果自查结果有 6 项或 6 项以上者，则可视为进入亚健康状态。

（1）精神紧张，焦虑不安；（2）孤独自卑，忧郁苦闷；
（3）注意力分散，思维肤浅；（4）遇事激动，无事自烦；
（5）健忘多疑，熟人忘名；（6）兴趣变淡，欲望骤减；
（7）懒于交际，情绪低落；（8）常感疲劳，眼胀头昏；
（9）精力下降，动作迟缓；（10）头晕脑涨，不易复原；
（11）久站头晕，眼花目眩；（12）肢体酥软，力不从心；
（13）体重减轻，体虚力弱；（14）不易入眠，多梦易醒；
（15）晨不愿起，昼常打盹；（16）局部麻木，手脚易冷；
（17）掌腋多汗，舌燥口干；（18）目干低烧，夜常盗汗；

（19）腰酸背痛，此起彼伏；（20）舌生白苔，口臭自生；

（21）口舌溃疡，反复发生；（22）味觉不灵，食欲不振；

（23）反酸嗳气，消化不良；（24）便稀便秘，腹部饱胀；

（25）易患感冒，唇起疱疹；（26）鼻塞流涕，咽喉肿痛；

（27）憋气气急，呼吸紧迫；（28）胸痛胸闷，心区压感；

（29）心悸心慌，心律不齐；（30）耳鸣耳背，晕车晕船。

# 第二节 健身气功

健身气功是以健身为目的，将形体活动、呼吸吐纳、心理调节相结合，使身心状态趋向于“三调”（调身、调息、调心）合一的全身性养生运动项目。其由健身、气功两部分组成，“健身”意指使身体健康，“气功”是我国传统养生文化中独有的一种健身术。

## 一、健身气功的起源与发展

在中华民族发展的早期，人们在日常生产、生活中发现，辛苦劳作之后，通过抻腰、拍打及打哈欠等一些简单的肢体动作，能有效地缓解劳动所带来的躯体疲惫和肢体酸痛。随着科学的发展和生产力的进步，人们的生活水平和认知水平得到较大的提升，开始在自我生存的基础上，对保养、维护、改善和发展自我生命体质提出了较高层次的要求。

春秋战国时期，随着经验医学人士的开蒙，中华传统“养生”思想渐渐产生。《吕氏春秋》对此内容的记载较为丰富，养生理论也更为专题化。其主张趋利避害、顺应自然，首次提出了“节欲”的概念，认为感官欲求乃人之自然天性，绝不可听任欲望无限膨胀，必须有所节制；同时还主张在精神、饮食和居住环境等方面均应调节得当，并且创造性地提出了“流水不腐，户枢不蠹”的运动养生观。道家代表人物老子所著的《道德经》中关于养生的阐述，不仅成为中医理论中“天人相应”整体观的理论源泉，也提出了诸多气功修身养生的思想和方法。同时期的儒家，关于气功学说的观点，一方面重视个体精神和道德品行方面的“修身”，另一方面重视对身体的保养。《孟子》中的修身之道阐述得更加明晰，认为“一曰养心，二曰养气”。诸子百家在养生领域所做的各种大胆探索，为中华传统养生文化奠定了理论基础。

秦汉时期，中华“导引行气术”逐步形成。阴阳、五行、经络、脏腑学说在医学上的应用，使得养生理论日趋完善和系统化。被誉为中医学元典的《黄帝内经》不仅概括了人体生长发育的过程，探索了人体衰老的机理，还明确提出了后人极为推崇的“治未病”的思想，对预防病变、保健延年有极其重要的意义。华佗通过模仿虎、鹿、熊、猿、鸟的行为体态，创编了供大众健体养生所用的五禽戏，奠定了健身气功的基本形态。1973 年，考古学家在长沙马王堆三号汉墓中发现了一幅珍贵的帛画《导引图》，图中绘有 44 个不同的人体运动姿态，有诸如屈体、伸肢、跳跃、回旋等动作，既有立势、坐势之分，又有徒手动作、持用器械之别，多数动作是模仿动物形态而来，也标有配合动作的呼吸吐纳方法，部分导引术图旁还标有对应的适应病症。《导引图》帛画充分反映了当时健身气功发展的水平。

东汉时期，中国道教逐渐发展成为一个有组织的独立宗教，此时期也是印度佛教东渐初期。道教最重要的典籍《太平经》记载了不少关于气功的内容，其中的医世思想，把天下能够安平无病、阴阳相得、天地人和谐交互的中和“无病”称为“天地中和人心”。再加上这一时期佛教传入，佛家的一些修持方法和我国古代气功的修身养性相结合，从而丰富了我国古代文化中的生命之学，并从理论与实践两方面推动了中国养生学的发展。

魏晋南北朝时期，是中国传统养生文化发展成熟时期，其中以“内丹术”为特色的道教养生术得到了较大的发展。“内丹术”功法继承道家传统的行气、导引、服食、吐纳等修炼方法，以人的精、气、神作为练养对象，锻炼先天、后天之气，使三者在体内凝聚成

“丹”。这一时期，养生理论与中医学紧密结合，成长迅速，对中国传统养生学的发展产生了深刻的影响。

隋唐时期，包括导引在内的按摩疗法颇受重视。在太医署内设有按摩专科，它是我国气功史上最早的临床、教学机构。由于导引一科在隋唐官方医学中占有突出地位，所以它不仅对当时气功医学的发展起到了巨大的推动作用，而且使社会上涌现了一大批气功人才和气功专著。

两宋时期是导引养生术发展的重要时期，陈抟创编的“二十四节气导引坐功法”，以及“八段锦”（文、武八段）、“小老术”等养生功法的出现，使养生生活逐渐趋于时效化和理性化。此时儒、道、释、中医各种养生理论彼此影响、相互交融，使中国传统养生学走向了成熟。

明清时期，气功的发展达到了一个新的高度。气功更广泛地被医家掌握并应用，气功养生方法纷纷总结推出，大量养生著作编辑出版。此时，人们的价值观和健康观也随之发生变化，去疾、益寿、延年的养生术成为人们追求的热门和具有宗教意义的活动。此时期所产生的最具代表性的气功功法为易筋经和太极拳，标志着武术技击与内功修炼的结合已进入成熟阶段。此前的气功导引术主要适用于治病保健，并不强调内壮外勇，而易筋经以“气盈力健，骨劲膜坚”为锻炼目的，成为无数习练者的基本功法，使得气功在中华养生学的历史长河中，得到了长足的发展和进步。

中华人民共和国成立后，气功发展进入一个崭新阶段。在丰富多彩的传统功法的基础上，涌现出了许多今人编创的功法，习练气功的人数也在逐渐增多。

现阶段的健身气功与古代气功、导引养生术一脉相承，蕴含着深厚的传统儒、道、释、中医众家的健康理念。我国古代儒家的修身、养气，道家的吐纳、服气、行气、内丹、存思，释家的禅定、打坐、观想，中医家的导引、按跷及食饵、医药、起居等众家养生理论和方法，都属于气功范畴。健身气功利用动作对称、外导内引、“三调”合一等形式来调节人体的阴阳；通过习练特定招式来改善肢体、脏腑功能；依据五行学说的原理（五脏连周身）创编功法，对全身起到较好的锻炼作用。自古代养生思想的萌生到现代的健身气功，无不蕴含着浓厚的中华传统文化底蕴，其健身功效得到了广泛的认可。同时，随着“防未病”养生思想愈加深入人心，中华传统养生学的影响也在不断扩大，作为全民健身重要组成部分的健身气功，必将迎来新的跨越式发展。

为引导健身气功活动的健康发展，促进社会主义精神文明建设，提高全民体质，更好地为人民健康服务，1996 年 8 月，气功被正式纳入政府管理范围，有关部委联合下发文件，第一次提出了“社会气功”“健身气功”的概念。“社会气功”概念更多强调的是社会群体的参与性。“健康气功”概念则强调群众通过参与习练而达到强身健体、养生康复的效果。

如今，国家体育总局已将健身气功确立为第 62 个体育运动项目，并成立了专业的健身气功管理机构和健身气功协会，加强对群众性健身气功活动的管理，推动健身气功的普及。由此，健身气功逐步走上了规范化、法治化的发展轨道。

## 二、健身气功的特点

### 1. 全身锻炼

人的生命是精神与身体的统一。《淮南子·原道训》中云：“夫形者，生之舍也；气者，生之充也；神者，生之制也。”如果从形、气、神三者统一的人体生命出发，健身气功特有的“三调”合一的综合锻炼功效，正是区别于其他肢体运动的关键所在。另外，健身气功主动地、内向性地运用意识和呼吸来调动人体内在潜力，从而改善和增强人的整体功能，达到强身健体的目的。

### 2. 动作绵缓

柔和绵缓是健身气功的一个显著特征。它不仅表现在肢体外形和动作演练上不拘不僵、轻松自如、舒展大方、轻飘徐缓，而且在呼吸调控上要求深、细、匀、长，在意念运用上要求精神放松、意识平静，用意要轻，似有似无。这种动作圆活、心意慢运的行功节奏，体现了低强度、长时间阈值下的运动特点，可避免大强度运动后给人体生理带来的多种负效应，有利于在节省体能的情况下均匀地提高机体的各项生理功能。正如古人所言的“体欲常劳，劳无过极”。

### 3. 低强度

健身气功较传统太极拳等拳术动作难度低，简单易学，加之健身气功运动量小，单位时间的体能负荷不大，且对场地设施要求不高，室内室外均可进行习练，所以适合于不同基础、不同年龄、不同体质的人群习练，尤其适合中老年人养生及慢性病患者的自我恢复性习练。

### 4. 注重呼吸

健身气功坚持以形导气、以气运身、外导内引、内外合一的原则。对于呼吸则要求气随形运、顺畅自然、柔和协调、不喘不滞、动息相随、动缓息长、导气令和、息息到脐。其中，动息相随的动作基本规律是起吸落呼、开吸合呼、先吸后呼、蓄吸发呼。这个规律只可与其顺，不可与其逆，更不可强硬呼吸，否则易出现胸闷、气短、憋胀、心慌等不适症状。

## 三、推广健身气功的意义

### 1. 社会价值方面

构建社会主义和谐社会是一项系统工程，需要社会方方面面的共同努力。健身气功锻炼追求身心的和谐，注重从人体自身的和谐进入到人与社会的和谐、人与自然的和谐。从某种意义上讲，健身气功是一门关于“和谐”的学问。健身气功“天人合一”的理论基础，以及“三调”合一的锻炼方法，充分体现了和谐的思想内涵。健身气功的锻炼，同时还浸润着道德涵养的修炼与提升。无论是增强人民体质，还是建设社会主义精神文明，构建和谐社会，健身气功都不无裨益。因此，推广普及健身气功是一项功在当代、利在后世的全民事业。

以人民为中心是构建社会主义和谐社会的重要标志。不断满足广大人民群众日益增长的美好生活需要，正确反映和兼顾多方面利益，是以人民为中心的具体体现。健身气功是一项深受人们欢迎和喜爱的体育运动，按照国家体育总局“讲科学、倡主流、抓管理、促和谐”的工作原则，积极稳妥地开展健身气功活动，努力满足人们多元化的健身需求，无疑是以人民为中心的理念在社会工作中的具体表现。

安定有序是构建社会主义和谐社会的必要条件。一个安定有序的社会，必然是一个不同利益群体各尽所能、各得其所而又和谐相处的社会。健身气功在新的时代要求下，既担负着增强人民体质的光荣使命，也担负着正面引导、维护社会稳定的责任。经验表明，健身气功在社会群体中推广得好，对增强人民体质、推动社会进步起着积极的促进作用；推广得不好，则可能危害人民群众的身心健康，影响社会的和谐稳定。

### 2. 文化价值方面

健身气功根植于中国传统文化，其理论基于中国传统文化的思想基础，其行为方式受传统文化的制约。它犹如一棵枝叶茂盛的大树，其根须伸向四面八方，其文化构成多元，既吸收了中国传统哲学思想和中国传统文化的精华，又涵涉了古典经验医学、古典美学等传统科学的内核。

健身气功是具有中国民族风格的一项健身运动。在中华气功从古至今的发展脉络上，其内部结构和外部形态始终保有“形”“神”“气”的交融，整体风格镌刻着民族习惯、心理、情感等精神印迹。可以说，中国人独特的思维方式、行为规范、审美观念、心理模式、价值取向和人生观等都在健身气功中有不同程度的反映。此外，健身气功功法中交织着阴阳二气相互作用的生命律动，外取神态，内表心灵，着重在姿态展现的意境里显示卓越人格，堪称传统体育文化的代表。

习练健身气功既能强身健体，又能领悟和弘扬传统文化，更能使习练者懂得做人的真谛，进而完善人生的价值。在传承和弘扬中华健身气功文化时，我们要深刻理解健身气功文化的现实价值，深入挖掘健身气功文化中的有用成分，汲取健身气功文化精粹的思想内核，并使之与现代科学相适应，与当今文明相协调，这样才能使中华优秀的健身文化得以持续发展，发扬光大。

### 3. 体育价值方面

随着物质生活水平的不断提高，人们的体育健身意识不断增强，参与体育活动的人数也逐步增多。体育运动不仅成为身体锻炼的重要方式，而且成为社会时尚的代名词。健身气功不仅健身作用明显，而且内容丰富、形式多样，不同的功法有着不同的动作结构、风格特点和运动量，并且不受年龄、性别、体质、时间、季节、场地、器械等限制，人们可以根据自己的需要和条件，选择合适的功法进行锻炼。因此，作为民族传统体育项目的健身气功，不仅满足了人民群众多元化的健身需求，而且在推动全民健身活动蓬勃发展中发挥着重要作用。

我国是世界上老年人口最多的国家。相对而言，老年人属于社会的弱势群体，多数老年人不仅经济收入比较低，而且健康状况也不容乐观。因此，如何有效地增进老年人的身心健康、减轻他们的生活负担，是一项十分紧迫的社会课题。调查表明，经常习练健身气功的老年人，医疗费用支出明显低于不经常习练的老年人。健身气功具有动作柔缓、运动强度低、易练好学、场地随意、健身作用明显等优势，非常适合老年人的身体条件，迎合老年人心理特征。近年来，健身气功的推广普及实践表明，引导人民群众开展健康文明的健身气功活动，不仅促进了全民健身活动的发展，有效增强了习练者的体质，同时也丰富了群众的业余文化生活。广大习练群众对健身气功的认可，充分证明了健身气功的体育价值。

健身气功是国家体育总局健身气功管理中心组织全国体育养生、运动医学方面的专家学者，在经世传承的传统气功功法基础上，根据现代人们生活节奏和习惯创编的，其文化内涵丰富、文化底蕴深厚、健身养生效果显著。截至目前，由国家体育总局健身气功管理中心推出的四套健身气功普及功法有易筋经、五禽戏、六字诀、八段锦。随后又推出的五套新功法有太极养生杖、十二段锦、导引养生十二法、马王堆导引术、大舞。另外，在习练群众对新功法多元化的要求下，明目功于2019年加入健身气功功法大家庭，二十四节气导引养生功及站桩功也将逐步加入进来。为了使健身气功更好地服务于习练的朋友，并助力于“一带一路”建设，“武术中国”系列出版项目将会陆续推出以上各种功法的单行本读物。

五禽戏的源流 | 五禽戏的特点 | 五禽戏的养生价值

五禽戏又称“五禽气功”，是模仿五种动物（虎、鹿、熊、猿、鸟）活动形态的传统健身方法。

# 第二章

# 五禽戏概述

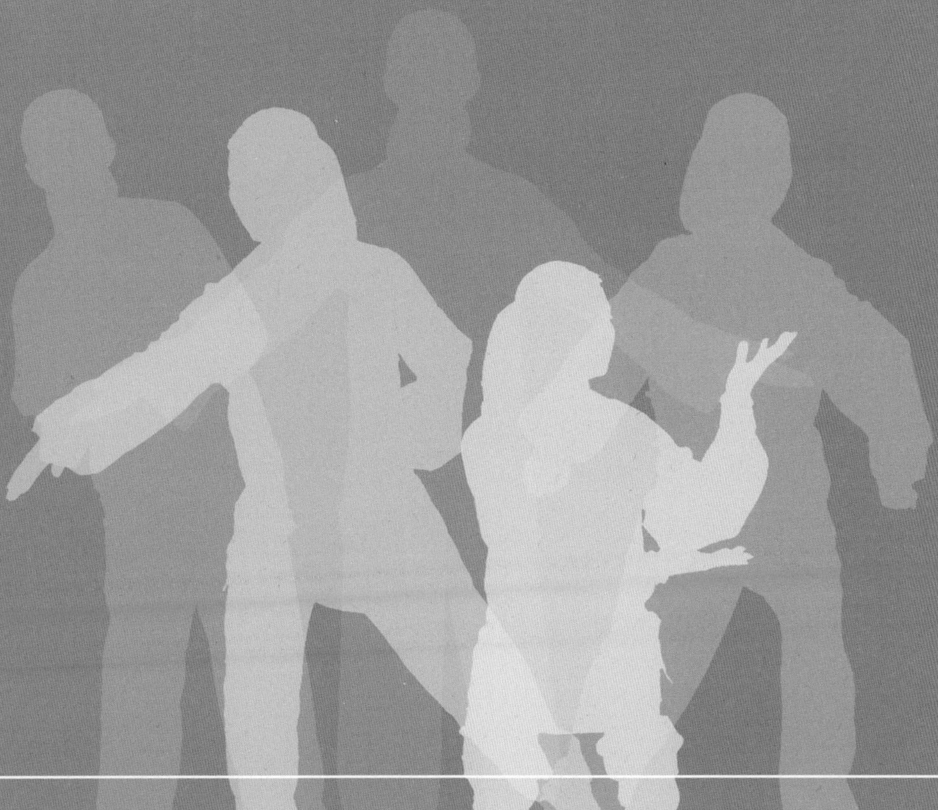

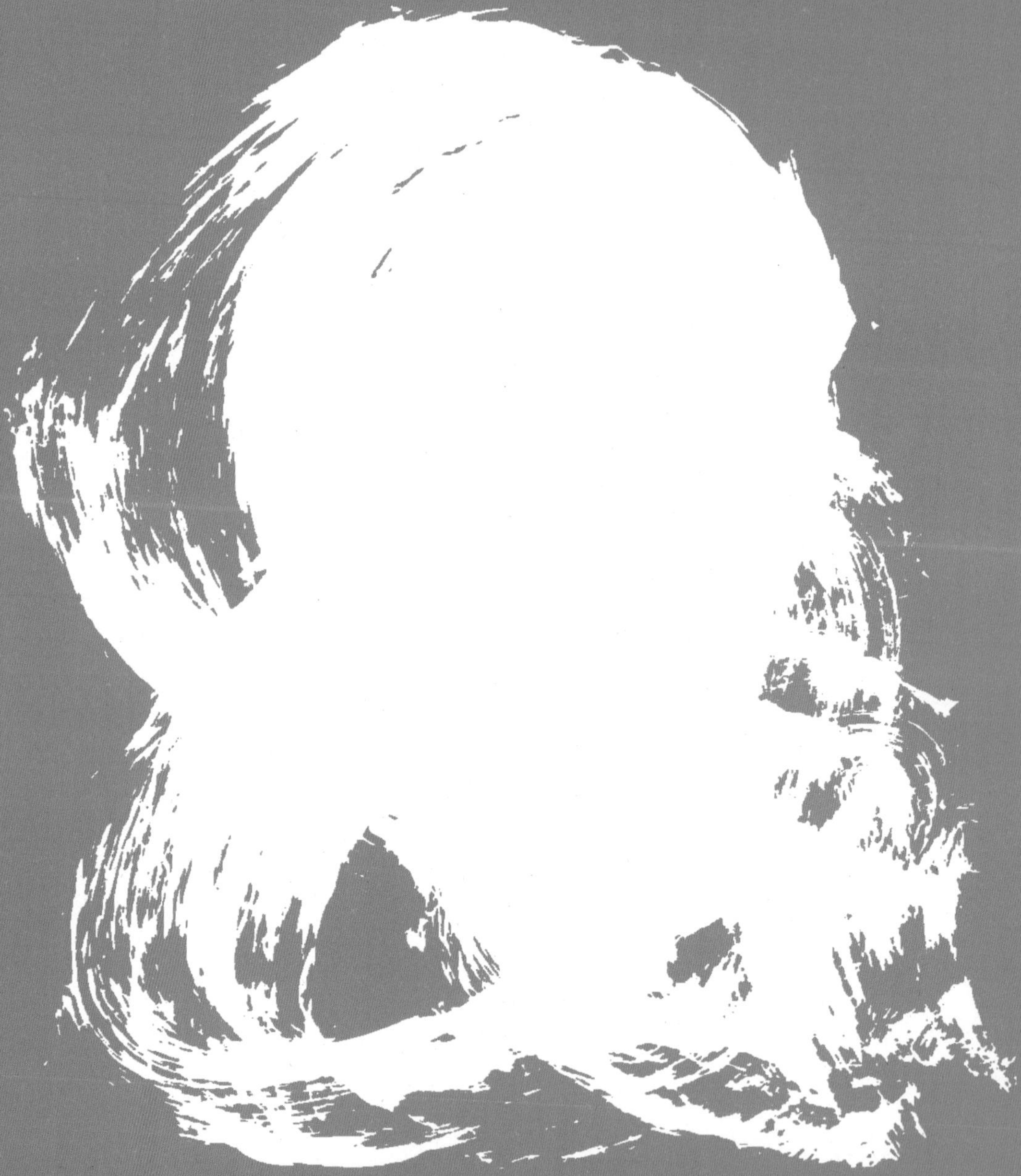

# 第一节 五禽戏的源流

五禽戏又称“五禽气功”，是通过模仿五种动物（虎、鹿、熊、猿、鸟）活动形态进行健身的传统健身方法。

五禽戏的起源可追溯到我国远古时期。据史料记载，当时中原大地江河泛滥，湿气弥漫，不少人患了于关节不利的“重膇”之症，为此，“乃制为舞”“以利导之”。这种“舞”与飞禽走兽动作、神态相似，并结合了吐纳之术，为五禽戏创编奠定了基础。我们可以在考古文物和历代文献中找到其依据。如《庄子·外篇·刻意》记载“吹呴呼吸，吐故纳新，熊经鸟申，为寿而已矣”，西汉《淮南子·精神训》中有“熊经鸟伸，凫浴蝯躩，鸱视虎顾”等，这些都是对古代养生之士通过模仿动物姿势来健身的生动而形象的描绘。1973 年，湖南长沙马王堆三号汉墓出土的帛画中也有不少模仿猴、猫、犬、鹤、燕等动物姿势的图。1984 年，湖北江陵出土的竹简医学著作《引书》中的导引术有“熊经”“虎偃”“猿行”“鸡伸”等动作。

关于五禽戏最早的记录是西晋时期陈寿所写的《三国志·魏志·华佗传》，里面记载了东汉华佗所习五禽戏的内容：“吾有一术，名五禽之戏，一曰虎，二曰鹿，三曰熊，四曰猿，五曰鸟。”但也有学者认为华佗五禽戏最先由东晋张湛撰写的《养生要集》收载，其后陶弘景将《养生要集》摘编进《养性延命录》，华佗五禽戏也随之转存其中。由于《养生要集》原书已佚，《养性延命录》中的五禽戏便成为迄今所见华佗五禽戏的最早版本。

隋唐时期五禽戏在社会上广泛流行，在唐朝许多名家的诗作中可以看到五禽戏的记载。例如：柳宗元《从崔中丞过卢少尹郊居》中有“闻道偏为五禽戏，出门鸥鸟更相亲”，李商隐《寄华岳孙逸人》中有“海上呼三岛，斋中戏五禽”，陆龟蒙《奉和袭美赠魏处士五贶诗·乌龙养和》中有“所以亲逋客，兼能助五禽”等诗句。通过这些诗句可以看出五禽戏在唐朝流传较为广泛。

宋初名臣梅尧臣《秋日属疾》中有“当从华氏学，聊欲为戏禽”诗句。该诗记录了诗人到了秋天患病时才想到应该早用五禽戏来防御病症。陆游也有诗句记载了演练五禽戏的情景，如《春晚》中的“啄吞自笑如孤鹤，导引何妨效五禽”。

五禽戏在清代文人中也有影响。周亮工在《病甚扶掖登舟枕上成诗》中写有“难逢一雁到，空学五禽嬉”，袁枚在《病起六首》之五中写有“学仙拟作五禽戏，弹指刚偿百日灾”。这些诗句都凸显了五禽戏健身养生的作用。

随着社会的发展和理论的不断充实，五禽戏产生了不同的风格和流派，而现今流传最广泛的主要是传统华佗五禽戏和目前国家体育总局健身气功管理中心推广的五禽戏。传统华佗五禽戏主要包括在亳州流传的传统华佗五禽戏 54 式和华佗五禽戏 40 式。传统华佗五禽戏与国家体育总局健身气功管理中心推广的五禽戏在动作演练和动作规格上有明显的不同。亳州传统华佗五禽戏仿生动作更生动、活泼，动作名称形象，健身效果明显，但套路动作多，路线复杂，且相关的书籍资料不多，学习起来较困难，所以传播范围仅在亳州本地。

国家体育总局健身气功管理中心推广的五禽戏是通过模仿五种动物的动作形态进行健身的养生类功法。其动作编排顺序继承了《三国志·魏志·华佗传》中关于五禽戏的记载，顺序为虎、鹿、熊、猿、鸟；数量上沿用了陶弘景《养性延命录》中对五禽戏的描述，每戏 2 动，即 10 个动作；在功法开始和结束时增加了起势调息和收势引气归元，体现了形、意、气的合一；动作素材来源于传统五禽戏，在原有的基础上汲取精华，加以提炼、改进；动作设计与形体美学、现代人体运动学有机结合，体现了时代特征和科学健身理念；功法符合中医基础理论、五禽的秉性特点，配合中医脏腑、经络学说，既有整体的健身作用，又有每一戏的特定功效；动作效仿虎之威猛、鹿之安舒、熊之沉稳、猿之灵巧、鸟之轻捷，力求蕴含“五禽”的神韵，形神兼备，意气相随，内外合一。

# 第二节　五禽戏的特点

## 一、安全易学，左右对称

五禽戏是在传统五禽戏的基础上进行挖掘整理编创的，便于广大群众习练。因此，其动作简单易学、左右对称、平衡发展，既可全套连贯习练，也可侧重练某戏，或只练某戏，运动量较为适中，属有氧运动，每个人可根据自身情况调节每个动作的运动幅度和强度，安全可靠。整套功法虽然动作相对简单，但每个动作无论是动姿还是静态，都有细化、精进的余地。如“虎举”中，手型的变化，可细化为撑掌、屈指、拧拳三个过程；两臂的举起和下落，可分为提、举、拉、按四个阶段，并将内劲贯注于动作的变化之中；眼神要随手而动，带动头部的仰俯变化。待动作熟练后，还可按照起吸落呼的规律以及动物的神韵要求，内外合一地进行锻炼。习练者可根据自己的身体条件和健康状况，循序渐进，逐步提高。

## 二、以腰为轴，带动全身

五禽戏动作体现了身体的全方位运动，包括前俯、后仰、侧屈、拧转、折叠、提落、开合、缩放等各种不同的姿势，能对颈椎、胸椎、腰椎等部位进行有效的锻炼。总的来看，五禽戏以腰为主轴和枢纽，带动上下肢向各个方向运动，以增大脊柱的活动幅度，增强健身功效。本功法特别注重手指、脚趾等关节的运动，以达到加强远端血液微循环的目的。同时，还注重对平时活动较少或为人们所忽视部位的肌肉群的锻炼。例如，“鹿抵”“鹿奔”“熊晃”“猿提”“鸟伸”等动作，就充分考虑了这些因素。

## 三、外导内引，形松意充

五禽戏动作讲究升降开合、以形引气。虽然“形”显示于外，但往往容易被内在的“意”“神”所牵绊。只有外导内引、意气相随、内外合一，外形动作才能达到要求。另外，习练时，除了动作姿势要求正确、标准外，肢体和肌肉应尽量保持放松，做到舒适自然，不僵硬、不拿劲、不软塌。只有肢体松沉自然，才能做到以意引气，气贯全身，以气养神，气血通畅，从而增强体质。待练功熟练后，还要注意呼吸与动作的配合，以达到“心息相依”的境界。

## 四、动静结合，练养相兼

五禽戏模仿五种动物的动作和姿势，舒展肢体、活络筋骨，同时在功法的起势、收势以及每一戏结束后，可以配以短暂的静功站桩，诱导习练者进入相对平稳的状态和“五禽”的意境，以此来调整气息，宁心安神，起到“外静内动”的功效。具体来说，肢体运动时，形显示于外，但意识、神韵贯注于动作中，排除杂念，思想达到相对的“入静”状态；进行静功站桩时，虽然形体处于安静状态，但是习练者必须体会到体内的气息运行以及“五禽”意境的转换。动与静的有机结合，两个阶段相互交替出现，起到练养相兼的互补作用，可进一步提高练功效果。

# 第三节　五禽戏的养生价值

## 一、虎戏——调理三焦，强筋壮骨

“虎戏”主肝，属木，练筋，舒筋，养肝，明目。“虎戏”包括“虎举”和“虎扑”两个动作，通过效仿虎之威猛，以及肢体导引，可以疏通经络，改善三焦。经常习练，可疏肝理气，肝部疾病与不适得到缓解，从而达到强身健体、延缓衰老之目的。

“虎举”动作中，要求两掌上举吸入清气，下按呼出浊气。如此反复升降，可疏通三焦，从而激发和推动脏腑组织的运化能力，防止湿热病邪侵害三焦。“虎扑”动作中，脊柱做前后屈伸运动，充分牵拉任督二脉，不仅能起到调理阴阳、疏通经络、活跃气血，增强脊柱各关节的柔韧性、伸展性和灵活性，使脊柱保持正常的生理功能的作用，还可增强腰部肌肉力量，对常见的腰部疾病有较好的防治作用。另外，“虎扑”动作中，两掌反复变爪、变拳动作，能锻炼手掌的抓握能力，改善上肢远端关节的血液循环。

## 二、鹿戏——调节经络，调和气血

“鹿戏”主肾，练骨，壮腰强肾。“鹿戏”包括“鹿抵”和“鹿奔”两个动作，通过效仿鹿之安舒，以及腰部侧屈拧转、尾闾运转，促使气运命门，从而疏通肾脏经络，改善气血循环，防治腰部虚冷、疼痛等症状，起到强腰壮肾的功效。

“鹿抵”动作中，首先，脊椎充分旋转，可增强腰部的肌肉力量，防治腰部脂肪沉积；其次，目视后脚脚跟，可加大腰部在拧转时的侧屈程度，防治腰椎小关节紊乱等症状。“鹿奔”动作中，通过两臂内旋前伸，牵拉肩背部肌肉，对肩颈疾病有防治作用；躯干弓背收腹，可矫正脊柱畸形，增强腰、背部肌肉力量；身体重心后坐，使整条脊柱弯曲，内夹尾闾，后凸命门，打开大椎，意在疏通督脉之气，促使气血输送到全身各处，滋润全身上下内外，使人体恢复到正常的生理、心理状态。

## 三、熊戏——柔筋壮骨，调理脾胃

“熊戏”主脾，练肌肉，能调理脾胃，充实四肢。熊戏包括“熊运”和“熊晃”两个动作，通过效仿熊之沉稳，以及动作的练习，可加强脾胃的运化功能，改善身体营养物质的供应，从而防治脾虚、脾胃肿大、糖尿病、肝腹水、便秘、胃下垂等疾病。

“熊运”动作中，上体以腰为轴，分别做顺时针、逆时针晃动，使腰部肌肉和关节得到锻炼，起到防治腰肌劳损及软组织损伤的作用；同时，“熊运”中的腰腹转动、两掌画圆能够导引内气运行，增强脾胃的运化功能。“熊晃”动作中，身体左右摇摆，提髋行走，落步踏实，可增强髋关节周围肌肉的力量，提高平衡能力，有助于人体保持肌肉丰满、四肢灵活、协调有力。

另外，通过“熊戏”动作导引，按摩、刺激足阳明胃经和足太阴脾经，可调畅脾胃升降、运化水谷机能，增进食欲，有利于防治脾胃升降失调所导致的气血不畅、消化不良、腹胀纳呆、便秘、腹泻等症状，使脾胃保持健旺的生理功能。

## 四、猿戏——意气相随，舒松自然

“猿戏”属火，练心脑，调理气血。常练“猿戏”，可以改善心悸、心慌、失眠多梦、盗汗、肢冷等症状。猿戏包括“猿提”和“猿摘”两个动作，通过效仿猿之灵巧及肢体锻炼，使手三阴、手三阳经和足三阴、足三阳经得到疏通，加速人体首尾相贯的气血循环，强化脏腑及四肢百骸的生理功能，从而达到防病治病之目的。

如，“猿提”中，胸前勾手、下按的动作，可扩大、挤压胸腔，使五脏得到按摩，心脏泵血能力得到加强，促进气血在经络中畅流不息，把营养物质输送到全身，从而提高人体免疫功能，增强机体对疾病的抵抗力。

五禽戏动作变化的多样性，促进了神经系统和四肢运动的协调性。如“猿摘”中，手的握固、屈指，脚的提踵、十趾抓地，以及两臂、两腿的伸展、牵拉等动作，都能有效地增强四肢的锻炼，促进四肢血液循环，特别是四肢远端的微循环，从而增强四肢力量和神经、肌肉反应的灵活性，预防四肢关节活动不良的症状。

## 五、鸟戏——补肺宽肠，调畅气息

“鸟戏”属金，练皮毛，主肺，可补肺宽肠、调畅气息。鸟戏包括“鸟伸”和“鸟飞”两个动作，通过效仿鸟之轻捷及动作，可起到扩大胸腔容积，按摩心肺，疏通气血及任督二脉的作用。

“鸟伸”动作中，两掌上举下按，可扩大胸腔，增大肺活量，改善肺的吐故纳新功能。“鸟飞”动作中，两臂做上下运动，可带动胸腔松紧开合，刺激中府穴、尺泽穴、孔最穴，从而疏通气血，对肺热引起的咳嗽、气喘、胸部胀满及咽喉肿痛等有缓解作用，对肺结核、支气管炎和哮喘病也有较好的辅助康复作用。

通过有规律地、适量地练习“鸟戏”动作，使人体的颈、肩、肘、腕、指、膝、髋、脊柱的各关节，以及相应部位的肌肉、韧带都得到抻拉，有助于提高各关节的灵活性和协调性。如单腿独立动作，不仅锻炼了人体平衡能力，而且增强了髋、膝、足各关节的活动能力。又如两手拇指、食指上翘绷紧动作，不仅刺激了手太阴肺经，加强了肺经经气的畅通，而且锻炼了手指关节的灵活性，改善了手指远端气血循环功能。

五禽戏动作以腰为轴，带动全身，外主形，内主神。习练时要按照“形神俱似、心静体松、刚柔相济、气贯周身、以形导气、呼吸柔和、引伸肢体、优美大方”的要求来做动作，力求达到“三调”合一。

# 第三章
# 五禽戏功法技术

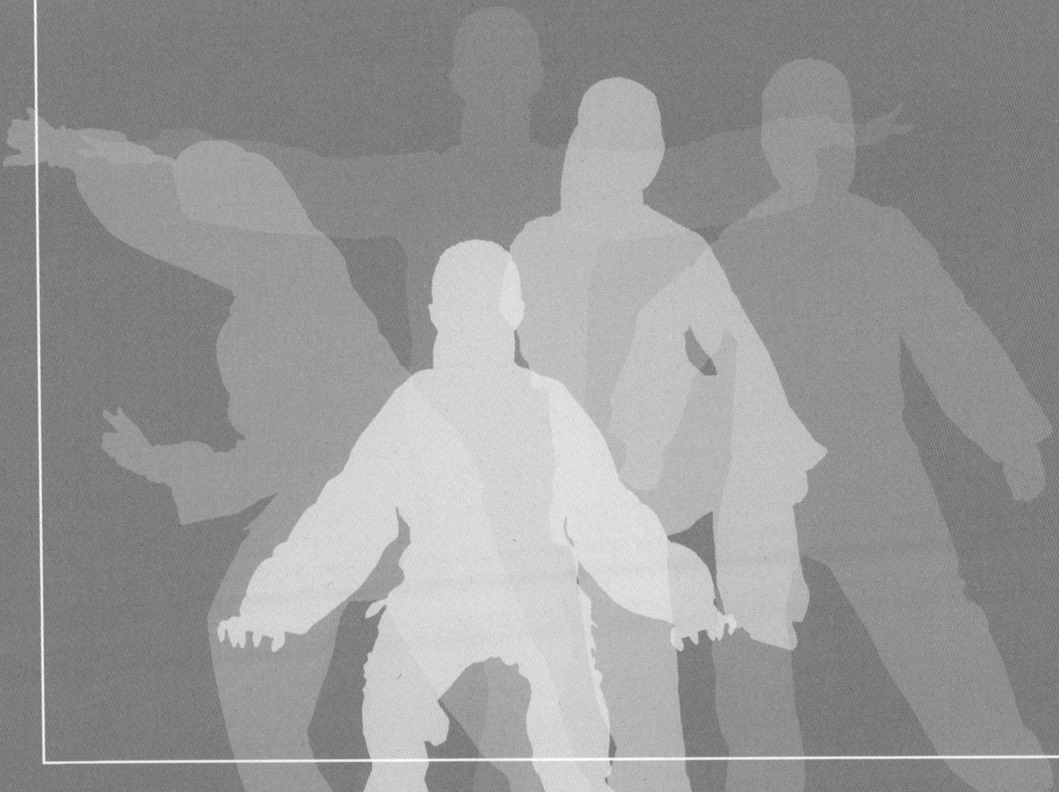

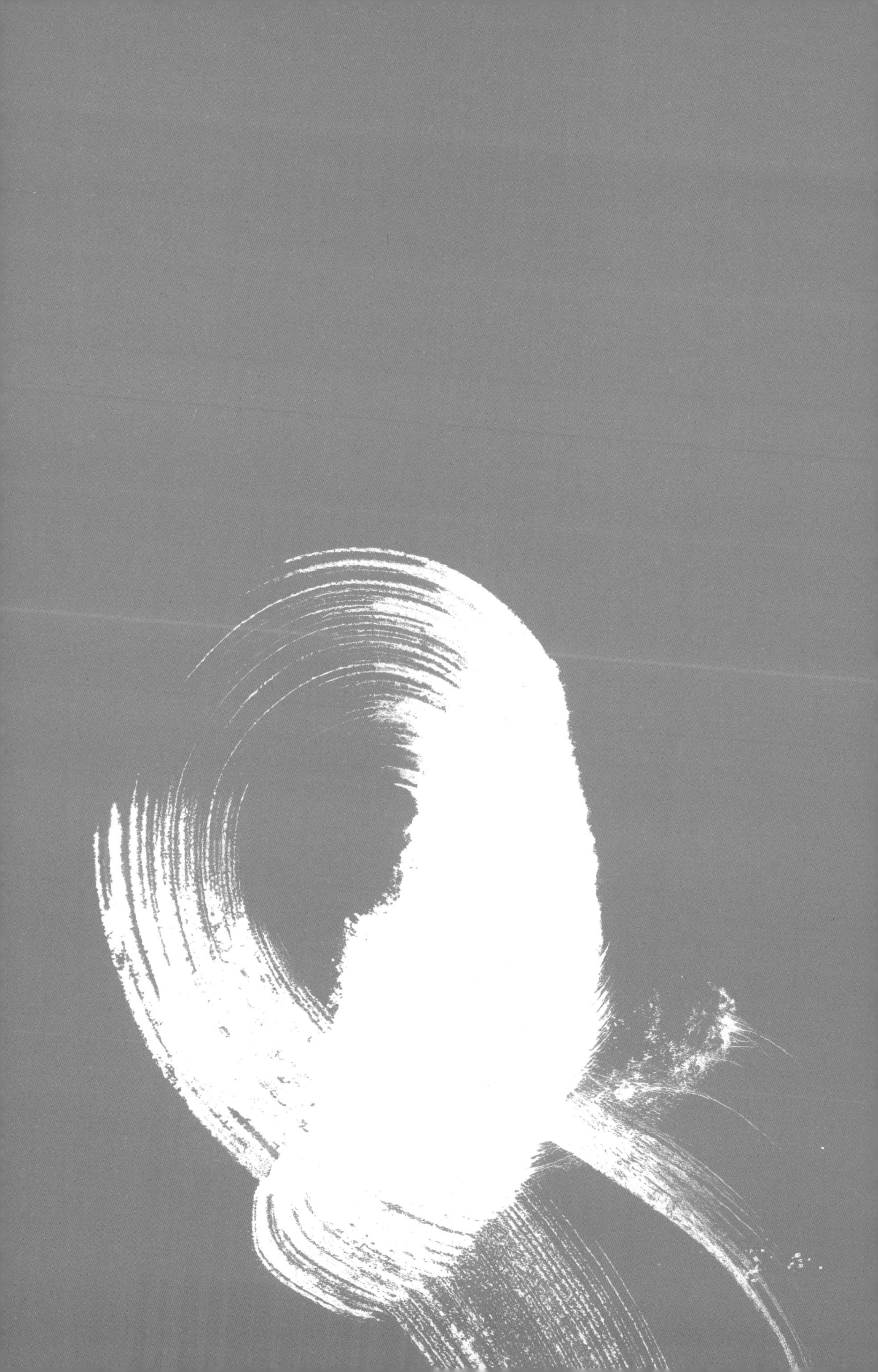

# 第一节　基本手型与步型

## 一、基本手型

### 1. 握固

图 1

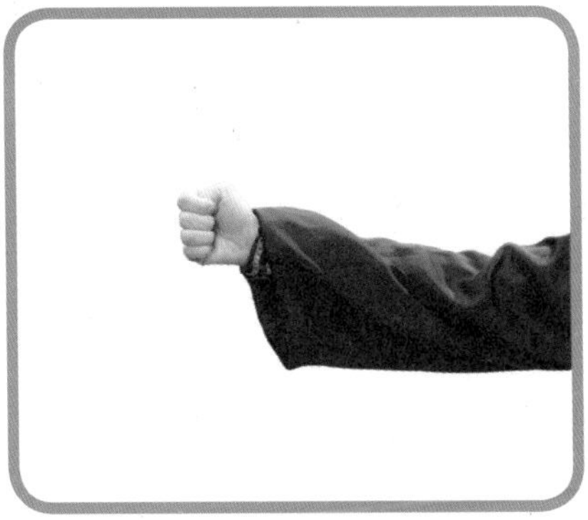

拇指抵掐无名指根节内侧，其余四指屈拢收于掌心。

### 2. 虎爪

图 2

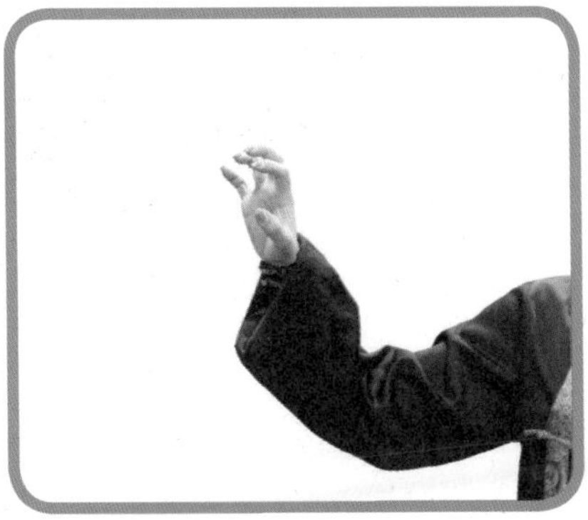

五指张开，虎口撑圆，第一、二指关节弯曲内扣。

## 3. 鹿角

图 3

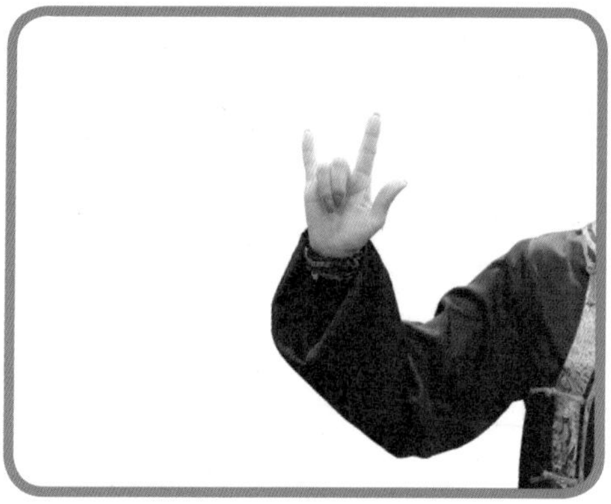

拇指、食指、小指伸直外张，中指、无名指弯曲内扣。

## 4. 熊掌

图 4

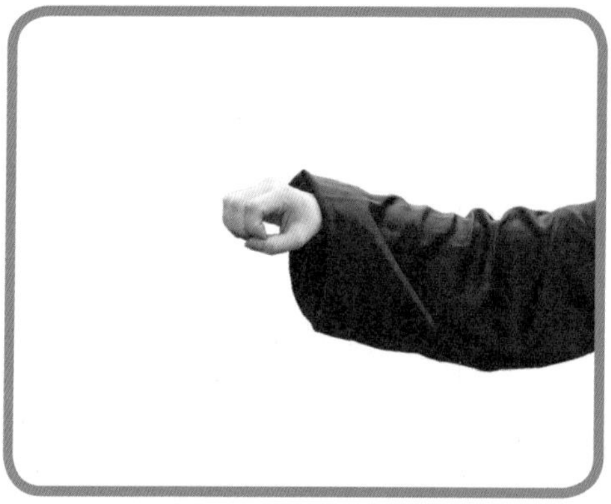

拇指压在食指指端上，其余四指并拢弯曲，虎口撑圆。

## 5. 猿钩

图 5

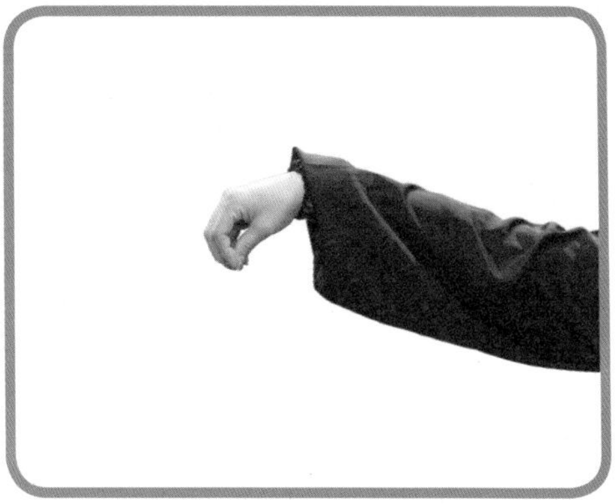

五指指腹捏拢，屈腕。

## 6. 鸟翅

图 6

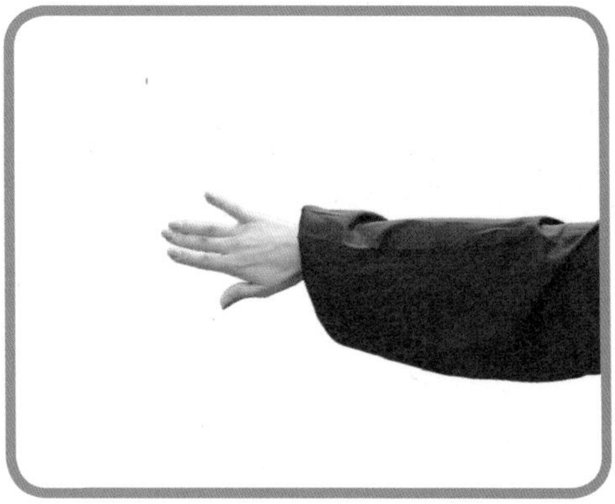

五指伸直，拇指、食指、小指向上翘起，无名指、中指并拢向下。

## 二、基本步型

### 1. 弓步

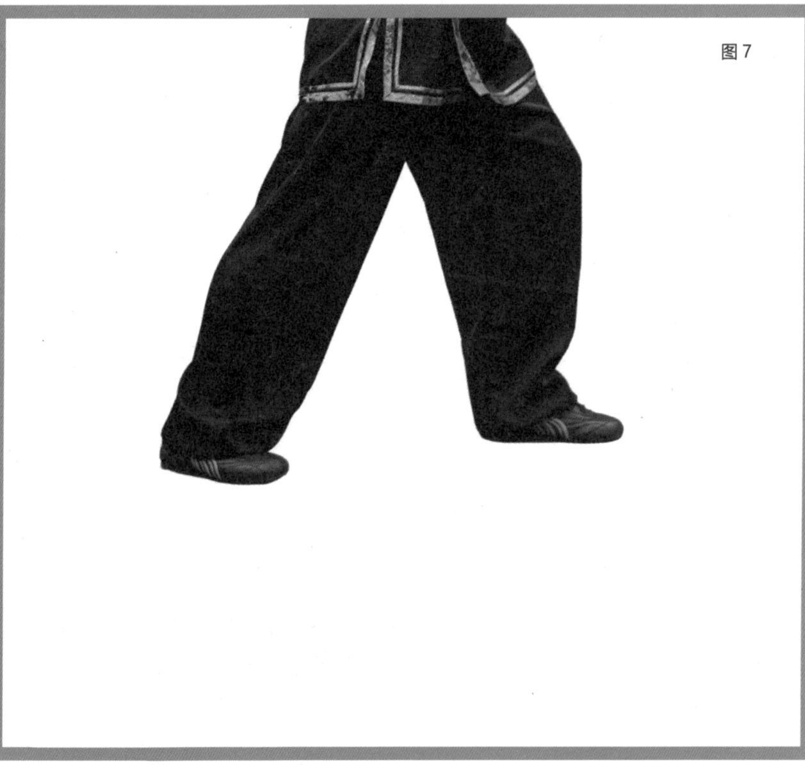

图 7

两腿前后分开一大步，横向之间保持一定宽度，左（右）腿屈膝前弓，大腿斜向地面，脚尖微内扣；右（左）腿自然伸直，脚跟蹬地，脚尖稍内扣，全脚掌着地。

### 2. 丁步

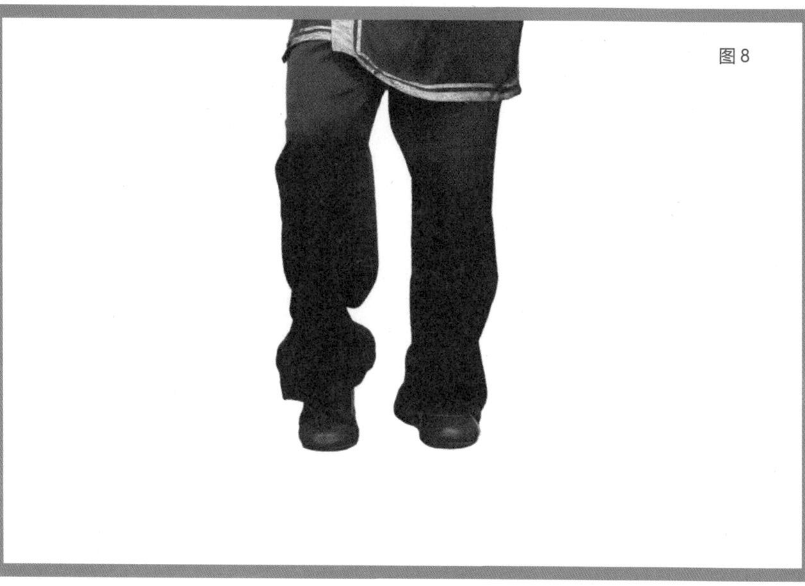
图 8

两脚左右分开，间距约 10 ~ 20 厘米，两腿屈膝下蹲，右（左）脚脚跟提起，脚尖着地，虚点地面，置于左（右）脚脚弓旁，左（右）脚全脚掌着地，踏实。

### 3. 虚步

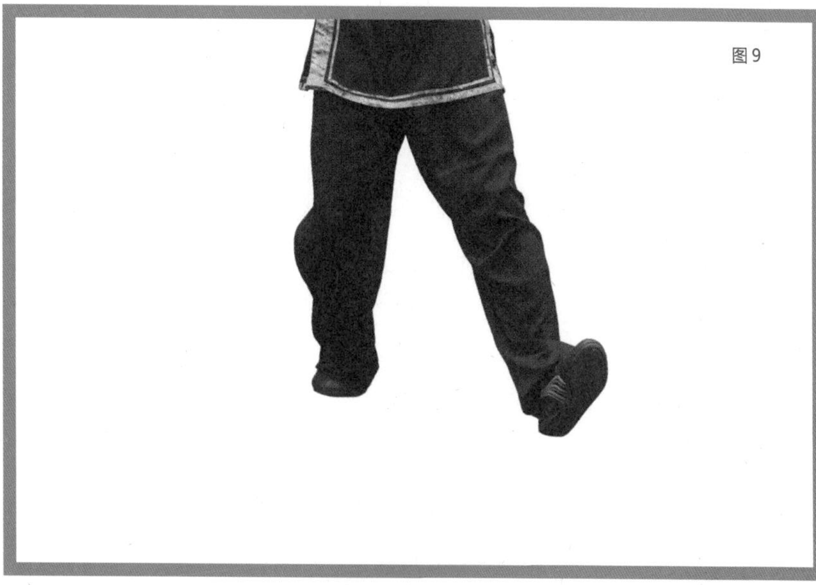
图 9

左（右）脚向前迈出，脚跟着地，脚尖上翘，膝微屈，右（左）腿屈膝下蹲，全脚掌着地，脚尖斜向前方，臀部与脚跟上下相对，身体重心落于右（左）腿。

# 第二节 动作教学

## 预备势

口诀：调整呼吸神内敛，头身正直顺自然；
胸腹放松膝微屈，诱导入静排杂念；
提吸按呼沉肩肘，柔和均匀意绵绵；
心静神凝气机动，神不外驰守丹田。

图 10

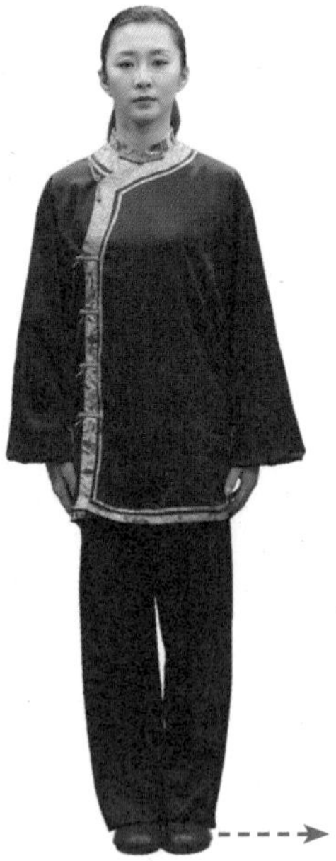

图 10 两脚并拢，两腿自然伸直，两手自然垂于体侧。胸腹放松，头颈正直，下颌微收，舌抵上腭，目视前方。

## 图11、图12

左脚向左平开一步，两掌在体前向上、向前平托，与胸同高。

图11

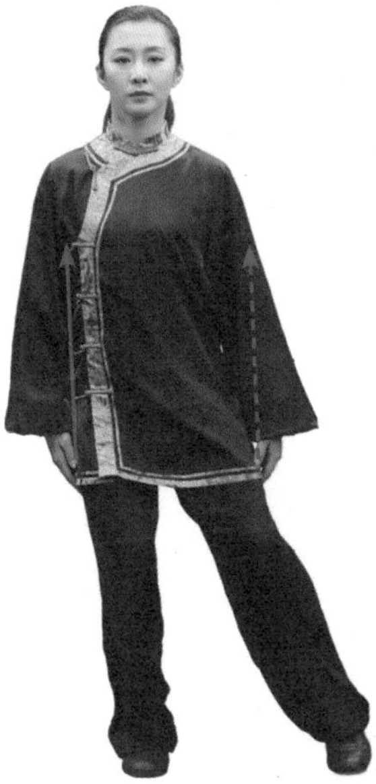

图12

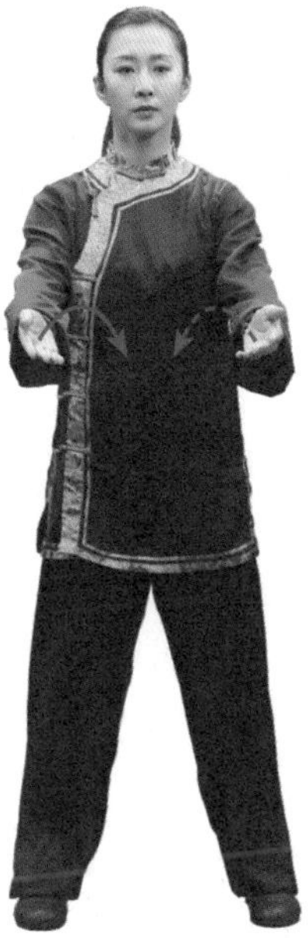

## 图13、图14

两臂屈肘内收于胸前，接着两掌向下翻转，并缓缓下按于腹前。

图13

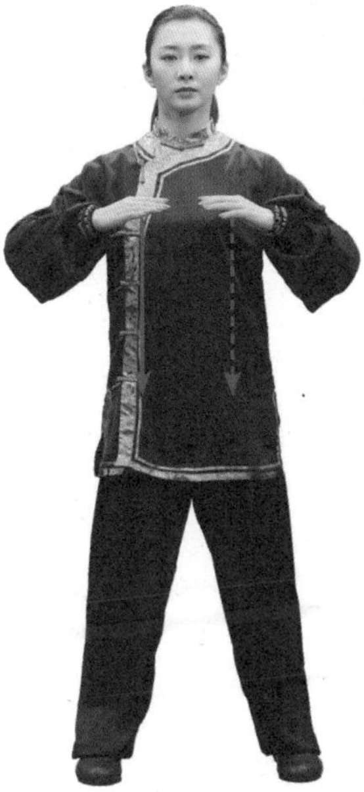

图14

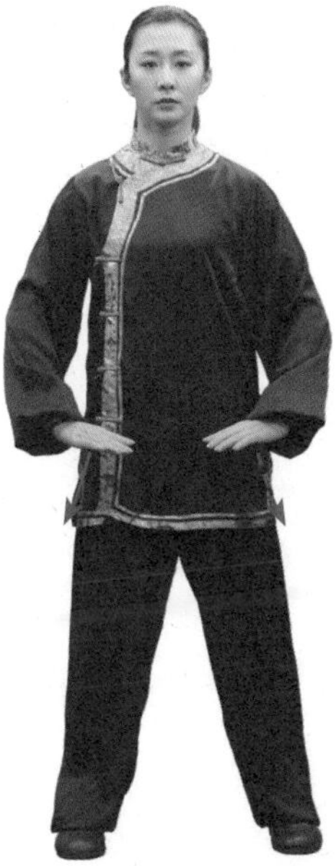

图 15

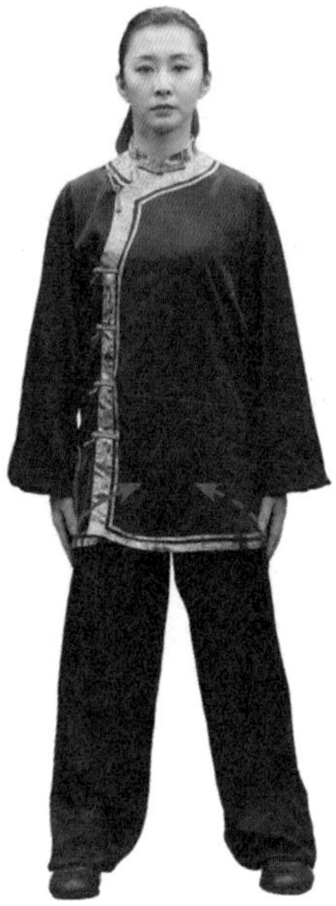

图 15

两手下落，两臂自然垂于身体两侧。

（图 12—图 15 动作重复 2 遍，共 3 遍。）

## 要求

（1）两掌上托或下按时，动作柔和、均匀、连贯，意在两掌劳宫穴。

（2）动作配合呼吸，两掌上托时吸气，下按时呼气。

## 易错点

（1）向左开步时，两膝过分挺直，身体左右摇晃。

（2）两掌上托或下按时，运行路线为直线，肩膀上耸。

## 纠正

（1）开步前，两膝微屈；开步时，身体重心先落于右脚，左脚提起后，再缓缓向左移动，左脚尖先着地，使重心保持平稳。

（2）两掌上托、内合、下按时，沉肩坠肘，运行路线为弧线，圆活自然。

## 功效

（1）排除杂念，诱导入静，调和气息，宁心安神。

（2）吐故纳新，升清降浊，调理气机。

# 一、虎戏

## 1. 虎举

口诀：撑掌屈指拧双拳，提举拉按握力增；
卧虎伸腰三焦畅，清升浊降精气生；
一张一弛文武道，深吸长呼肺量添；
含胸收腹伸脊柱，肾水滋阴如清泉。

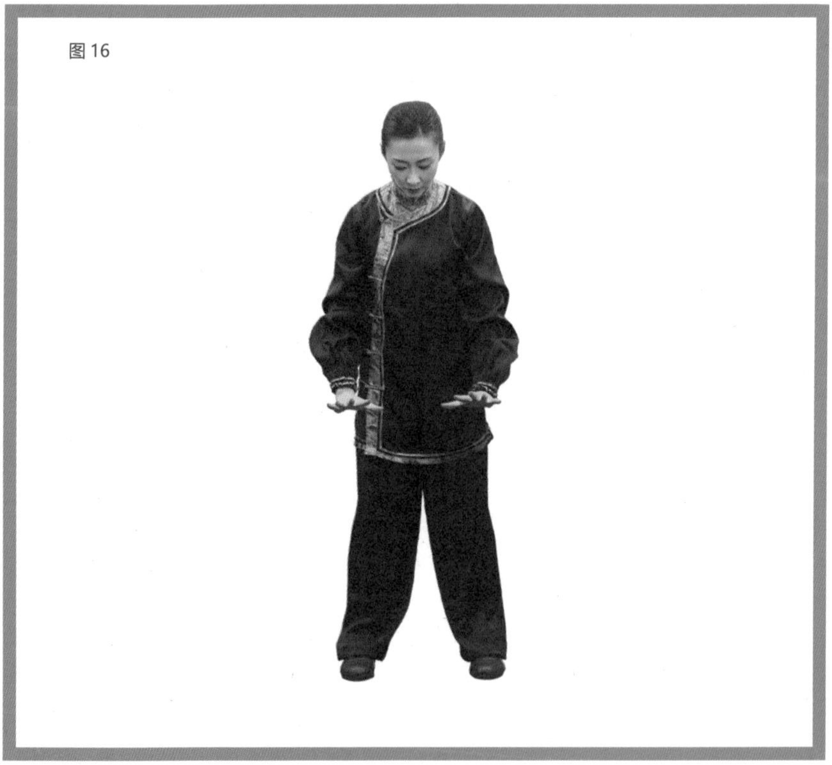


图 16 两手于腹前十指撑开，掌心向下，目视两手。

**图 17**

两手屈指变虎爪。

**图 18**

两手握固，然后沿体前缓慢上提至肩前。

图 17

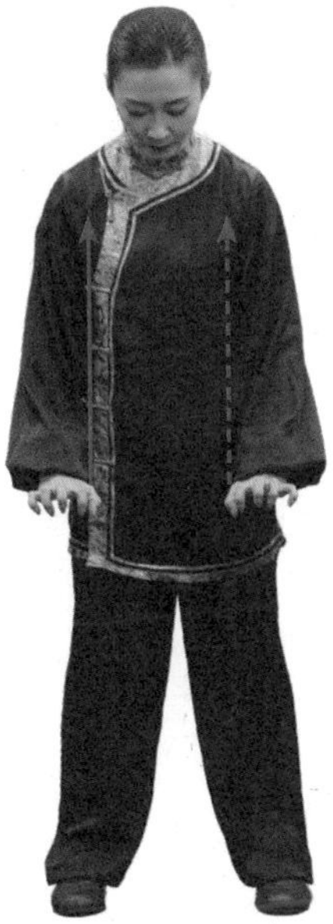

图 18

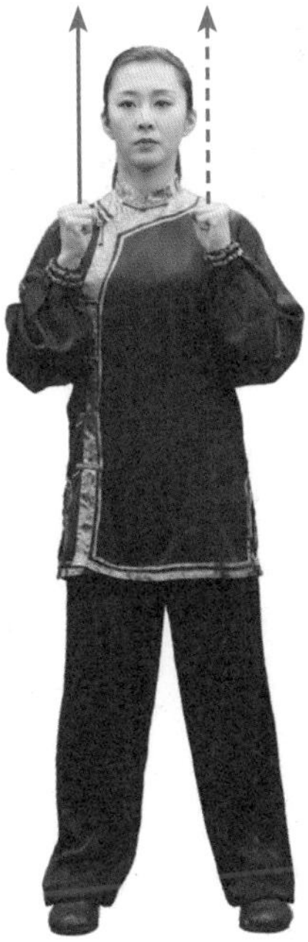

**图 19**

两手上举至头顶上方，十指撑开，目视双掌。

**图 20**

两手屈指变虎爪。

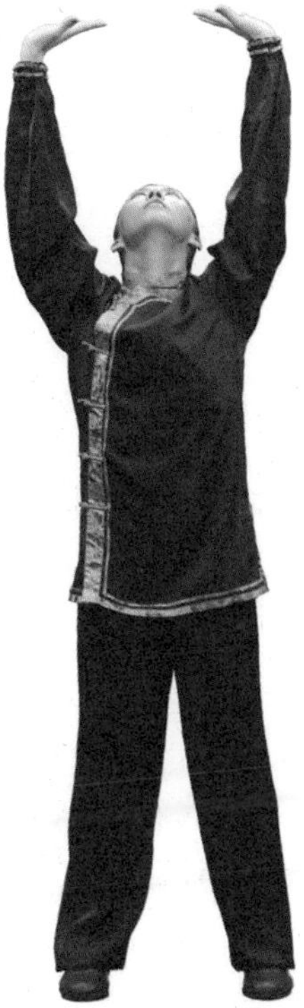

图 19

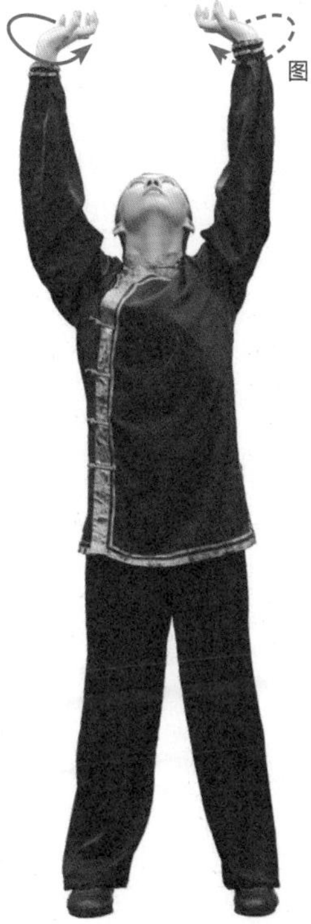

图 20

图 21

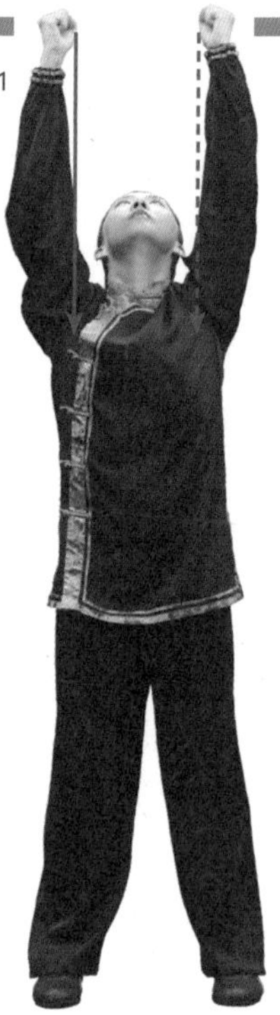

图 22

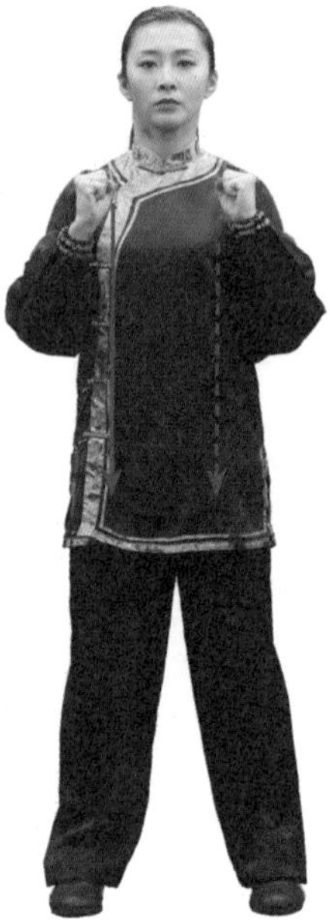

## 图 21、图 22

两手外旋握固，拳心相对，然后下拉至肩前，目视前方。

图 23

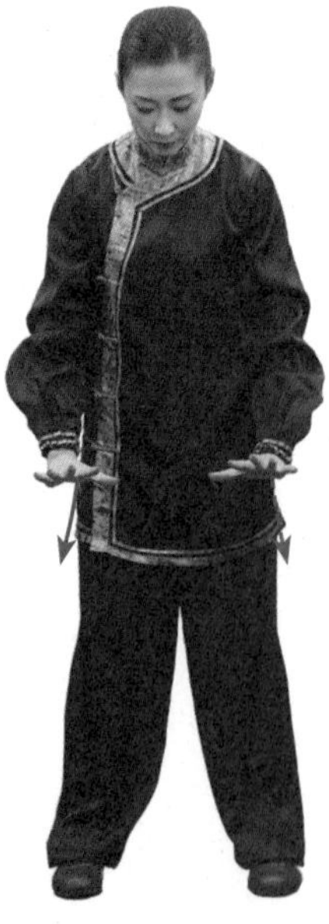

图 24

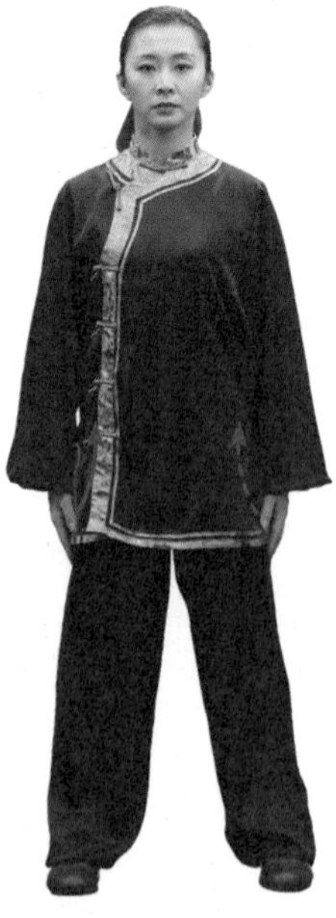

## 图 23

两手于肩前由拳变掌，沿体前下落至腹前，十指撑开，掌心向下，目视两掌。

（图 17—图 23 动作重复 3 遍，共 4 遍。）

## 图 24

两手自然垂于体侧，目视前方。

## 要求

（1）两手十指撑开、屈指变虎爪、握固这三个动作均要贯注劲力。

（2）两掌上举时如托举重物，提胸收腹，充分拔长躯体；两掌下落时如拉双环，含胸松腹，气沉丹田。

（3）习练时可配合呼吸，两掌上举时吸气，下按时呼气。

## 易错点

（1）两手十指撑开后，直接由掌变拳。

（2）两掌上举时，身体后仰，呈反弓状。

## 纠正

（1）手指撑开后，先依次屈扣第一、二指关节（即虎爪），再紧握成拳。

（2）两掌向上托举时，身体与地面保持垂直。

## 功效

（1）两掌举起，吸入清气；两掌下按，呼出浊气。一升一降，疏通三焦气机，调理脏腑功能。

（2）两手撑开、握拳的动作，可增强手部的抓握力，改善上肢远端关节的血液循环。

## 2. 虎扑

口诀：握拳上提身前俯，挺胸引腰紧收腹；
伸膝送髋体后仰，两爪生威向前扑；
虎视眈眈神威猛，动如雷霆无挡阻；
扑食犹如猫戏鼠，刚中有柔憨态掬。

图 25

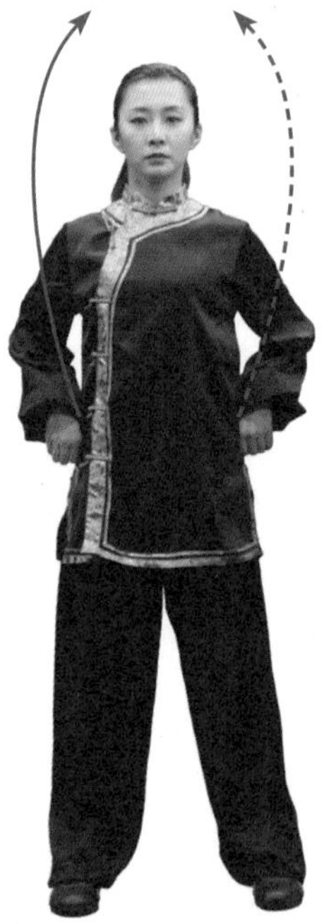

图 25

两手握空拳，经身体两侧提至腰部，目视前方。

## 图 26、图 27

两手继续上提至肩前上方，然后屈指变虎爪向上、向前画弧前扑，两臂伸直。上体随之前俯，挺胸塌腰。

## 图 28

两腿屈膝下蹲，收腹含胸，同时两手弧线下落至两膝侧，目视前下方。

## 图 29

两腿伸膝，松髋、挺腹、后仰，同时手握空拳，沿身体两侧提至肩前上方，目视前上方。

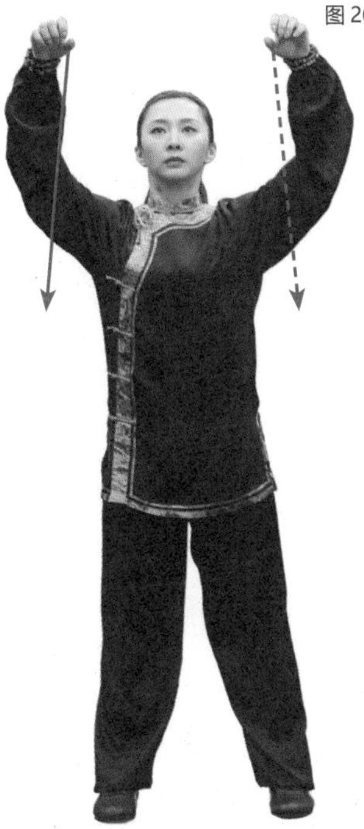
图 26

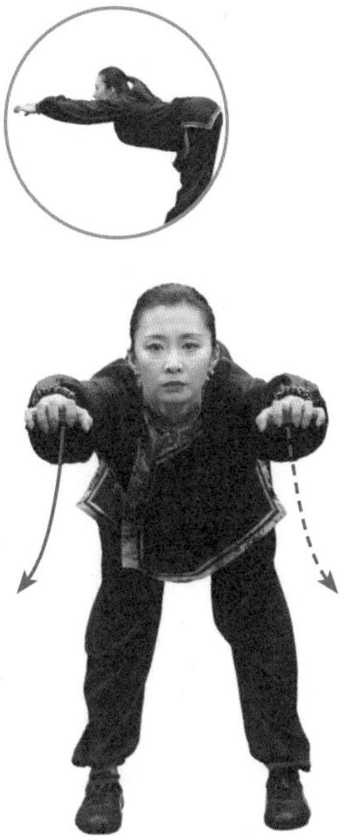
图 27

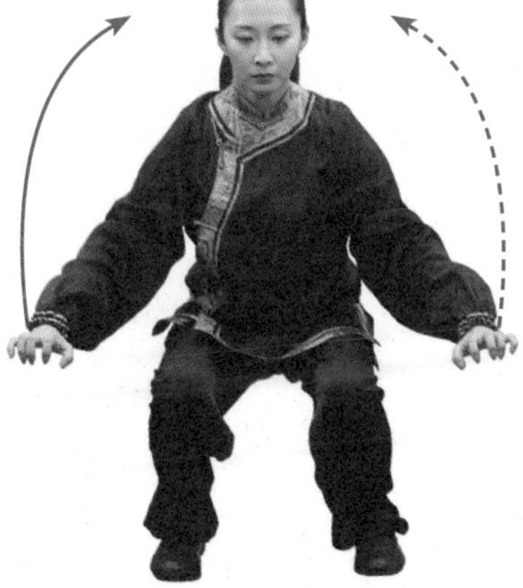
图 28

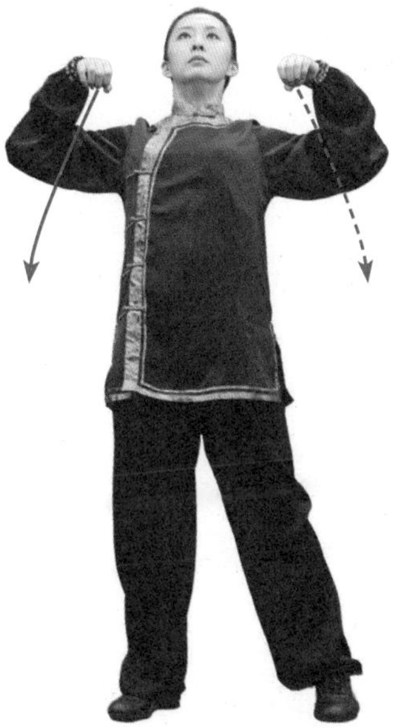
图 29

图 30

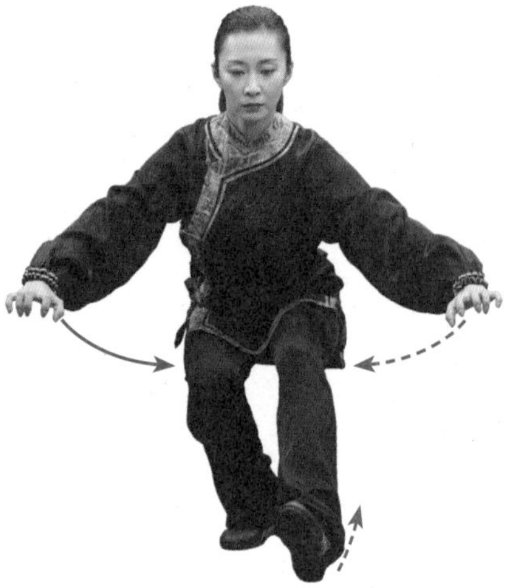

图 31

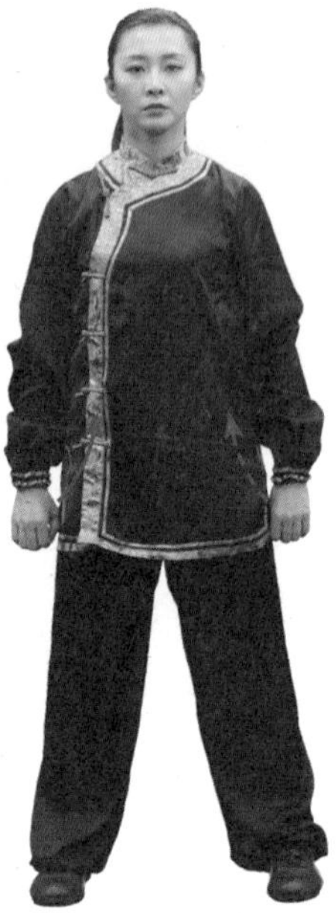

图 32

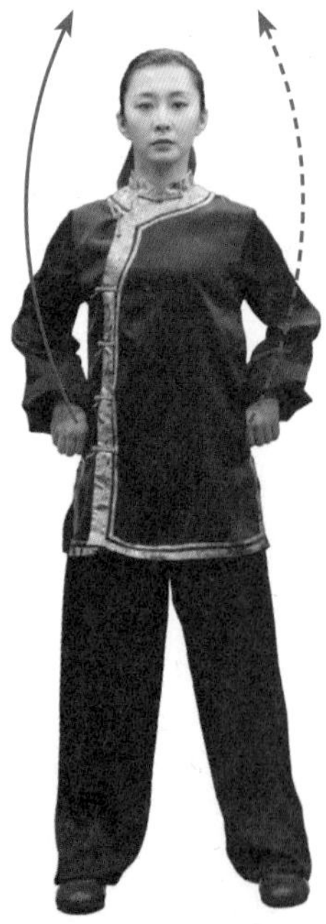

图 33

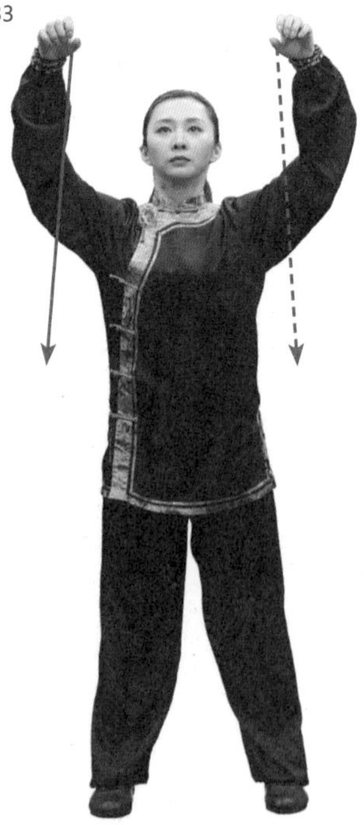

## 图 30

左脚向前迈一步，脚跟着地，右腿屈膝。同时上体前倾，两拳变虎爪向前、向下扑至膝前两侧，目视前下方。

## 图 31

上体立起，左脚收回，开步站立。同时两手下落于体侧，目视前方。

## 图 32—图 38

图 32—图 38 动作与图 25—图 31 动作相同，唯方向相反。

（图 25—图 38 动作重复 1 遍，共 2 遍。）

图34

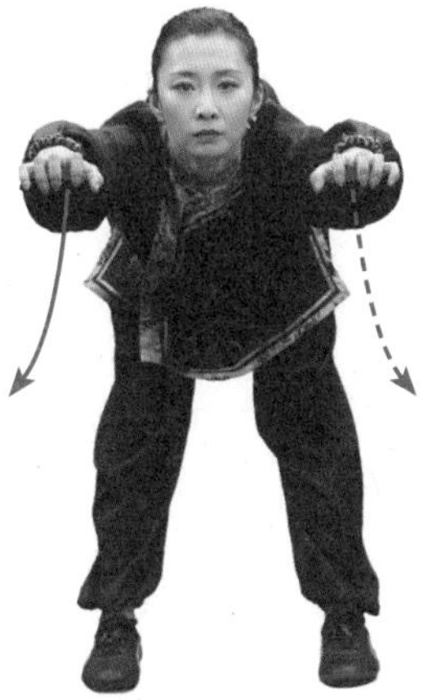

图35

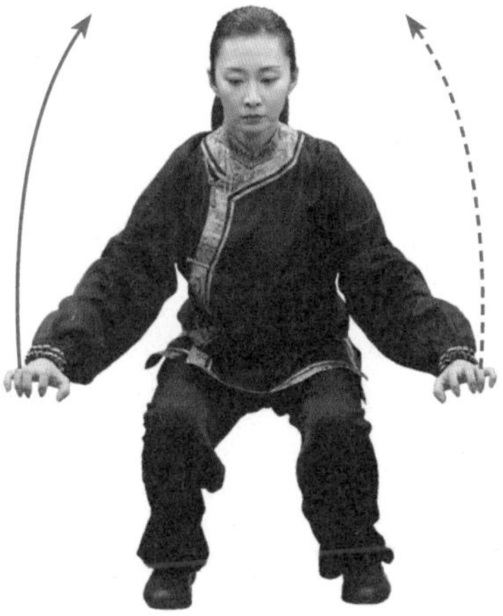

图36

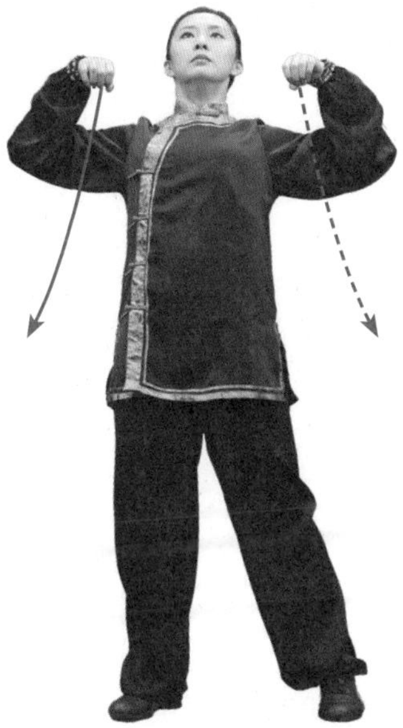

图37

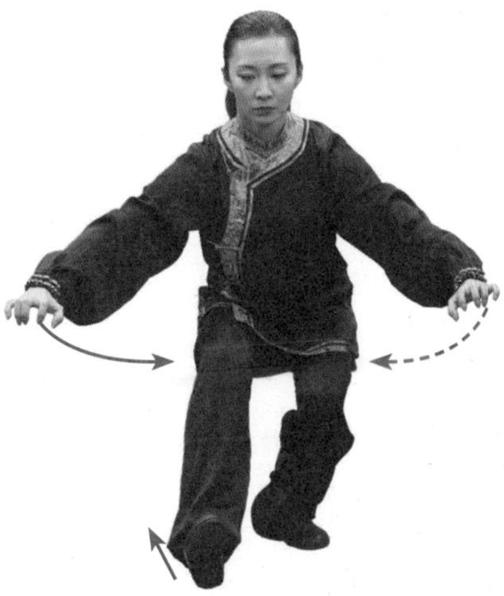

图 38

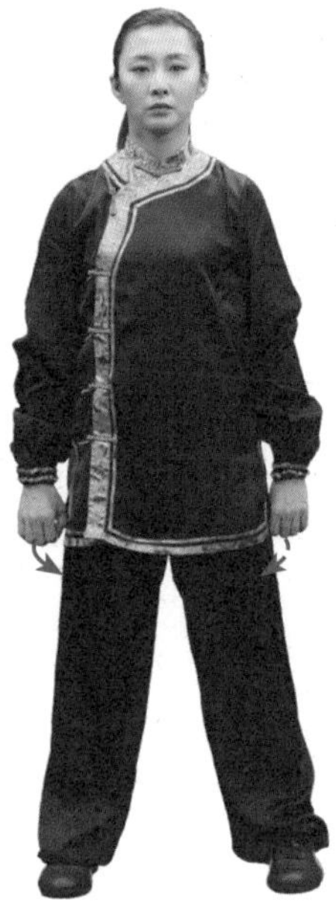

图 39

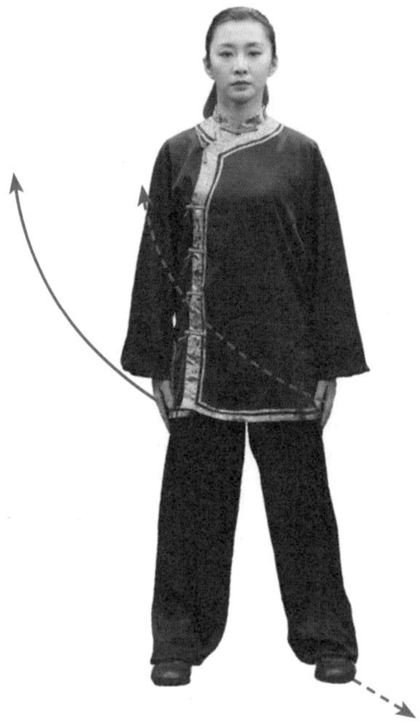

图 39 两手自然垂于身体两侧，目视前方。

## 要求

（1）两手前扑时，手臂尽量向前伸，臀部尽量向后引，充分伸展脊柱。

（2）屈膝下蹲、收腹含胸要与伸膝、松髋、挺腹、后仰动作连贯，使脊柱形成由折叠到展开的蠕动，同时两掌下按、上提时要与之协调一致。

（3）两手下扑时，速度可加快，先柔后刚，配合快速呼气，气由丹田发出，以气催力，力达指尖，表现出虎的威猛。

（4）中老年习练者和体弱者，可根据自身健康状况适当减小动作幅度。

## 易错点

（1）虎爪和握固两种手型的变换过程掌握不当。

（2）身体展开不够充分，两手配合不够协调。

（3）向前迈步时，重心不稳，左右摇晃。

## 纠正

（1）两手前伸抓扑时，拳变虎爪，力达指尖，由柔转刚；两掌向内画弧回收时，虎爪屈拢，轻握空拳，由刚转柔。

（2）身体前挺展开时，两手要注意后伸，运行路线为弧线，两手与身体相协调，并协助身体完成伸展动作。

（3）迈步时，两脚横向间距要保持一定宽度，可增强重心稳定性。

## 功效

（1）本动作中脊柱形成前后屈伸，尤其是引腰前伸，可增加脊柱各关节的柔韧性和伸展度，从而使脊柱保持正常的生理弧度。

（2）脊柱运动能增强腰部肌肉力量，对常见的腰部疾病如腰肌劳损、习惯性腰扭伤等有防治作用。

（3）督脉行于背部正中，任脉行于腹部正中。脊柱的前后伸展折叠，牵动任督二脉，起到调理阴阳、疏通经络、活跃气血的作用。

# 二、鹿戏

## 1. 鹿抵

口诀：迈步转腰看脚跟，两臂画圆摆头前；
挺身眺望左右盼，脊柱侧屈往回旋；
嬉闹抵角对顶劲，健内助外意腰间；
自由奔放强腰肾，恬淡虚无真气现。

图 40

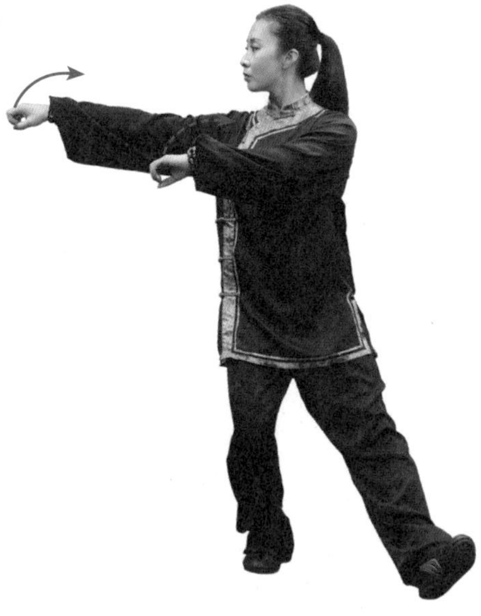

图 40

两腿微屈，左脚经右脚内侧向左前方迈步，脚跟着地。同时身体稍右转，两手握空拳右摆，高与肩平，目视右拳。

## 图41、图42

两拳变鹿角，然后向上、向左、向后画弧，指尖朝后，左臂屈肘抵靠左腰侧，右手举至肩上。同时左腿屈膝，脚尖踏实，右腿蹬直，身体左转，目视右脚跟。动作稍停。

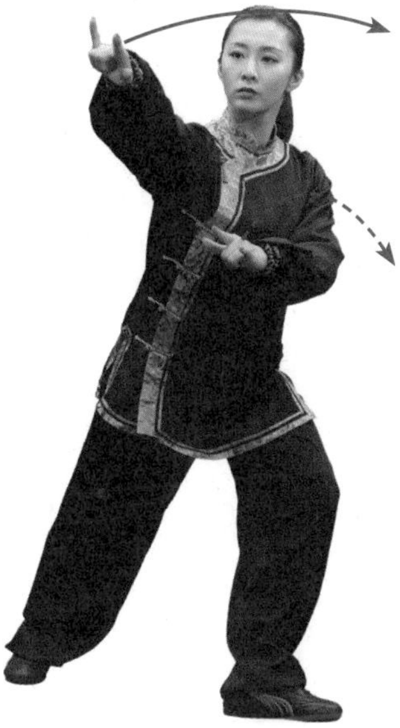

图41

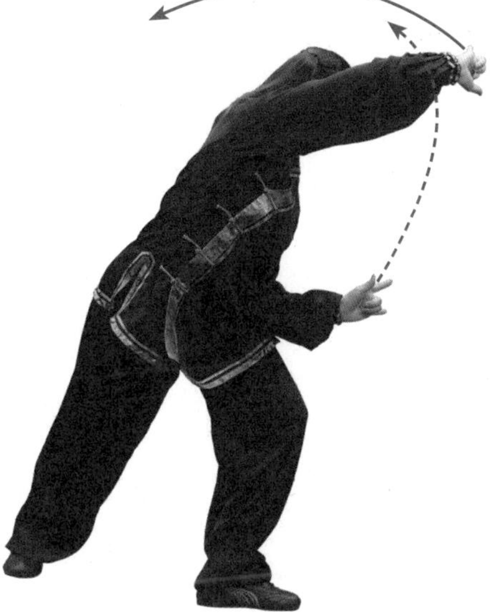

图42

## 图43—图45

身体右转，左腿伸直，脚尖翘起，两手向上、向右、向下画弧，然后握空拳落于体前，同时左脚收回，开步直立，目视前方。

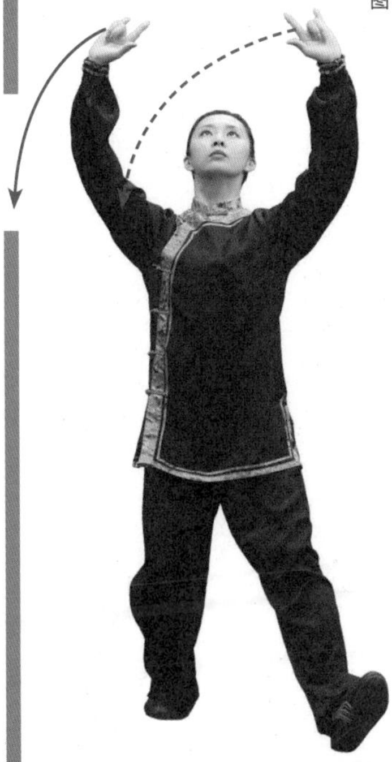

图43

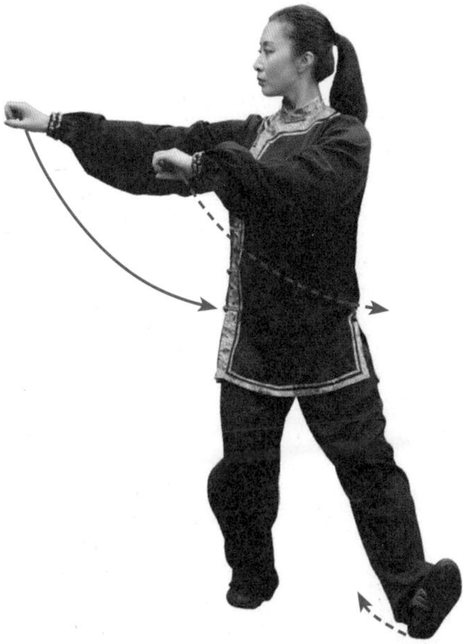

图44

## 图 46—图 51

图 46—图 51 动作与图 40—图 45 动作相同，唯方向相反。

（图 40—图 51 动作重复 3 遍，共 4 遍。）

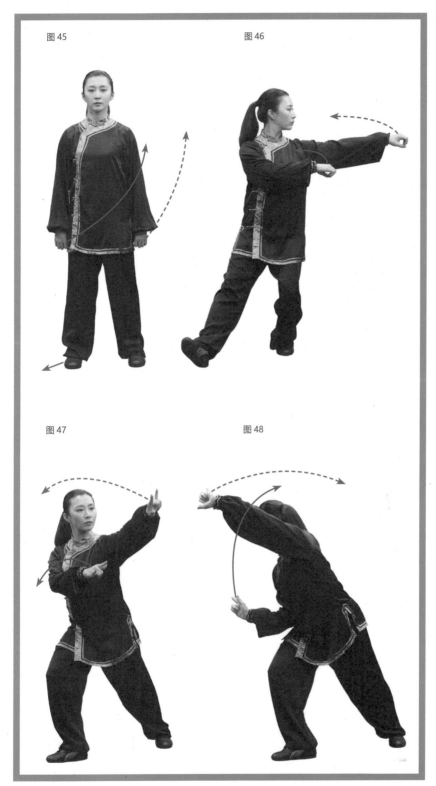

图 45

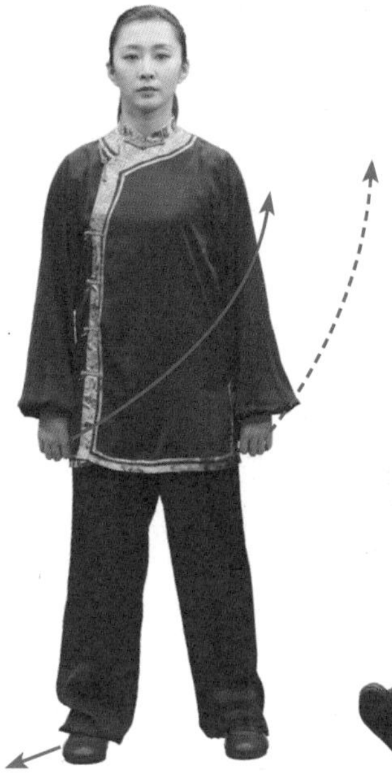

图 46

图 47

图 48

图49

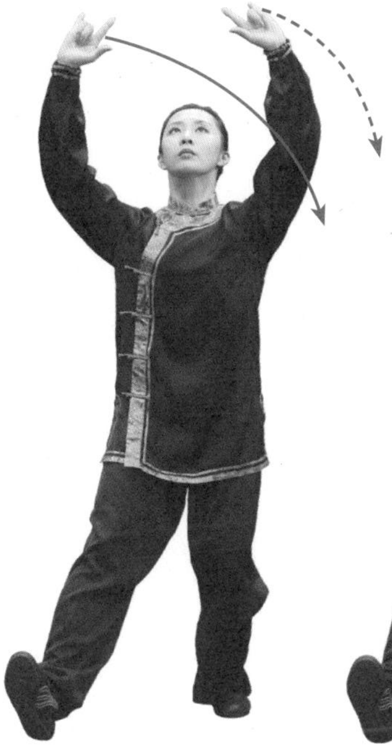

图50

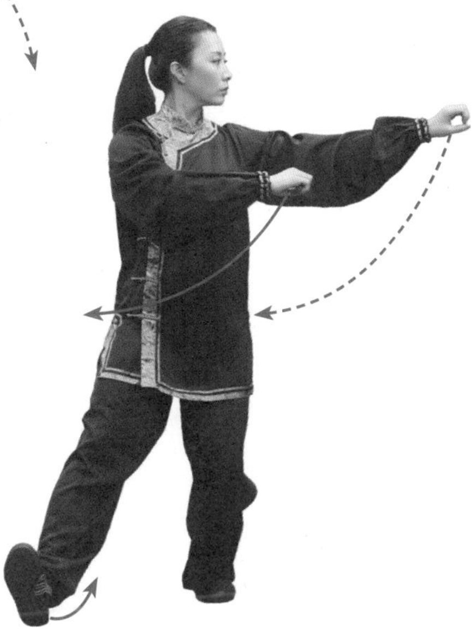

图51

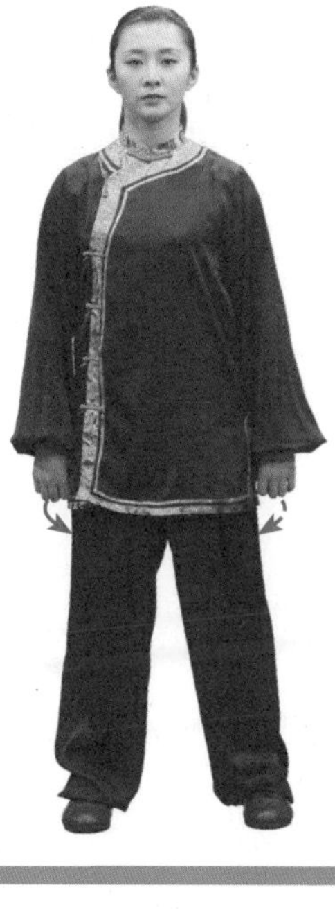

图52

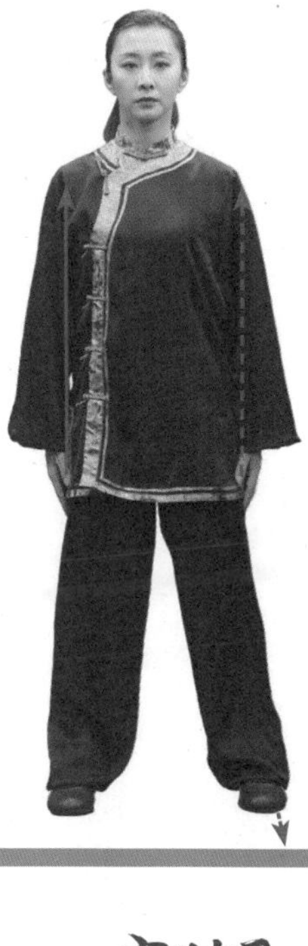

图52

两拳变自然掌，垂落于身体两侧，身体中正，目视前方。

## 要求

（1）腰部侧屈拧转，侧屈的一侧腰部要压紧，另一侧腰部则借助手臂上举后伸的劲力，得到充分牵拉。

（2）鹿抵时，后脚脚跟要蹬实，固定下肢位置，加大腰、腹部的拧转幅度，运转尾闾。

（3）动作可配合呼吸，两掌向上摆动时吸气，向后伸抵时呼气。

## 易错点

（1）腰部侧屈拧转时，身体过于前倾。

（2）身体侧屈幅度不够，眼看不到后脚脚跟。

## 纠正

（1）后腿沉髋，有助于加大腰部拧转幅度。

（2）重心前移，增加前腿膝关节弯曲度，同时加大上举手臂向后下方伸展的幅度。

## 功效

（1）腰部的侧屈拧转，使整个脊椎充分旋转，可增强腰部的肌肉力量，也可防治腰部的脂肪沉积。

（2）目视后脚脚跟，加大腰部在拧转时的侧屈程度，可防治腰椎小关节紊乱等。

（3）中医认为，“腰为肾之府”，尾闾运转，可起到强腰补肾、强筋健骨的功效。

## 2. 鹿奔

口诀：跨步向前手握拳，低头弓背肩臂旋；

头髋前伸腹后顶，横竖两弓如绷弦；

命门后凸督脉通，尾闾运转阳气添；

奔跑跳跃经脉畅，体态安舒气自闲。

图 53

左脚跨前一步，屈膝，右腿伸直，成左弓步。同时双手握空拳向上、向前画弧至体前，与肩同高、同宽，屈腕，拳心向下，目视前方。

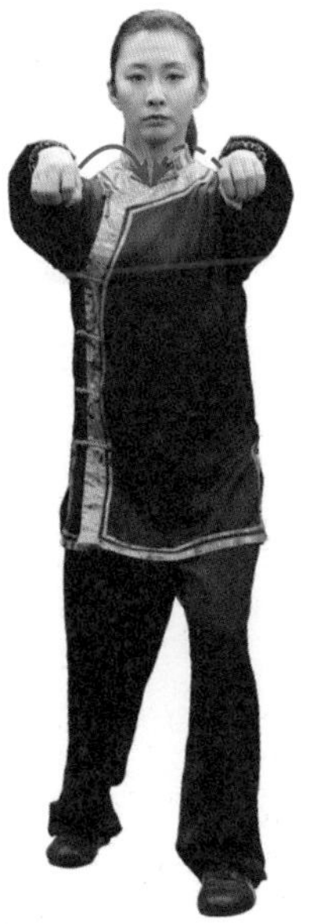

图 53

## 图 54

重心后移，右腿屈膝，左膝伸直。同时两臂内旋，两手由拳变鹿角前伸。低头，弓背，收腹，目视前下方。

## 图 55

重心前移，上体挺起，右腿伸直，左腿屈膝，成左弓步。同时两臂外旋，两手由鹿角变空拳，拳心向下，与肩同高，目视前方。

## 图 56、图 57

两手握空拳下落至髋侧，同时重心右移，左脚后退至右脚旁，脚尖点地。随后重心再左移，右腿提膝，右脚尖点地，同时两手握空拳上提至腰侧。

图 54

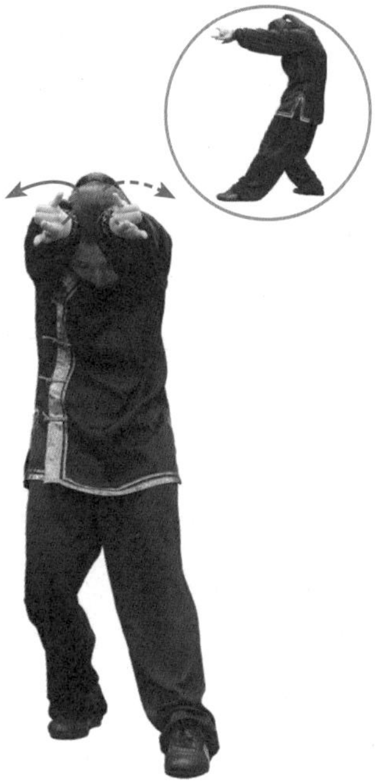

图 55

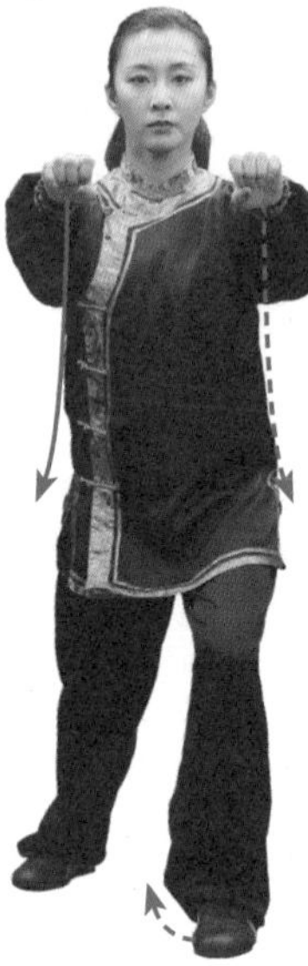

图 56

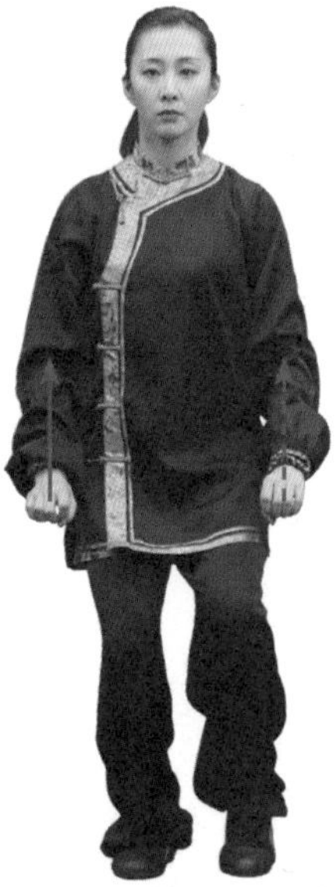

图 57

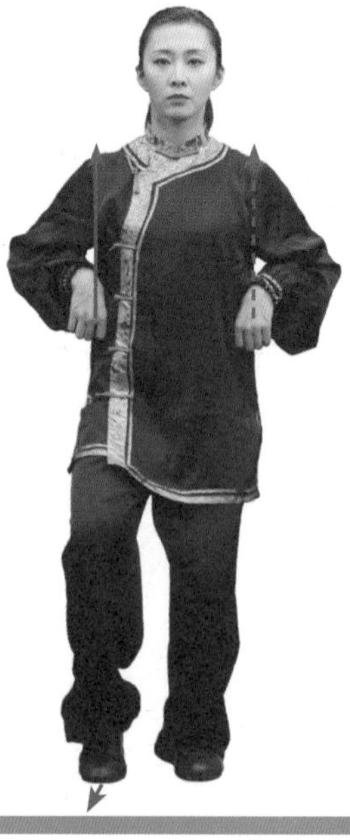

## 图 58—图 60

图 58—图 60 动作与图 53—图 55 动作相同，唯方向相反。

## 图 61

重心左移，右脚后退，开步站立。同时两手由拳变掌落至身体两侧，目视前方。

图 58

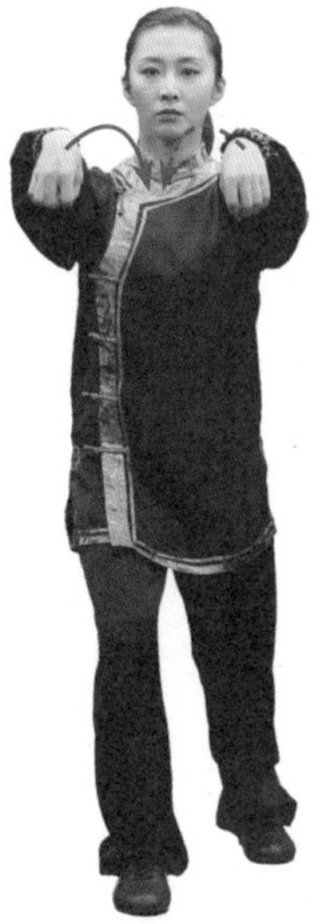

图 59

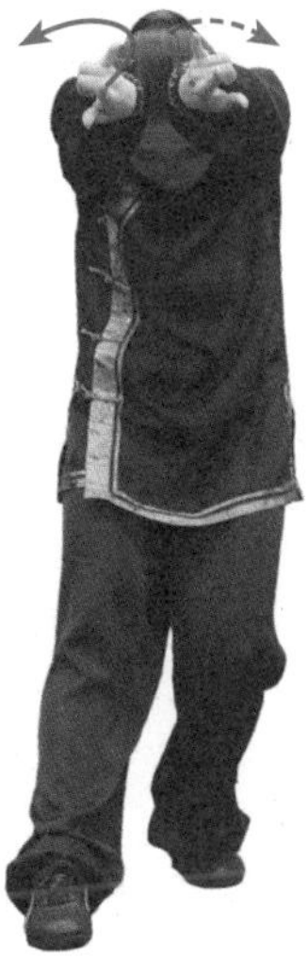

图 60

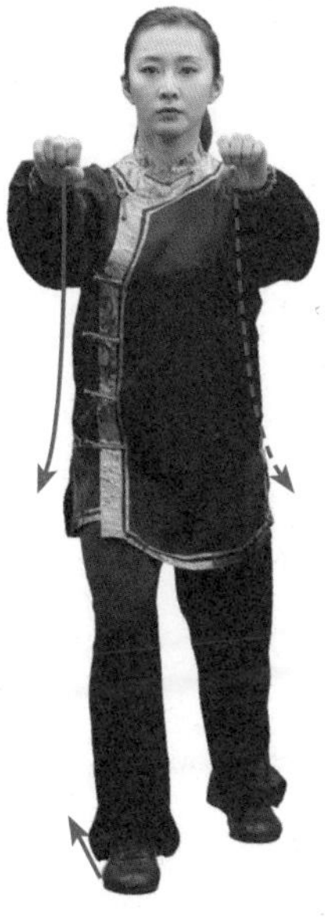

图 61

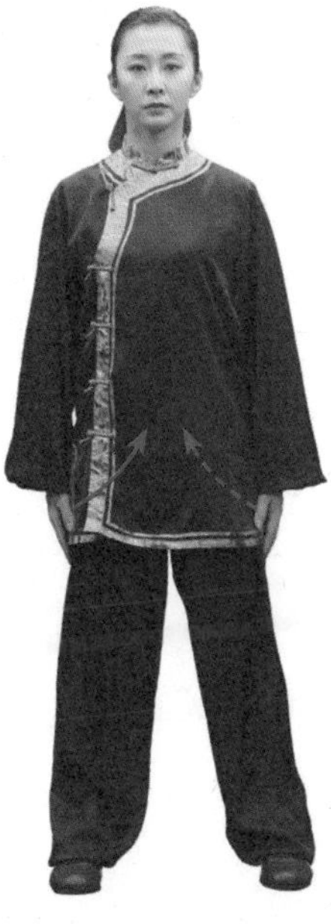

## 要求

（1）提膝前跨要有弧度，落步轻灵，体现鹿的安舒神态。

（2）身体后坐时，两臂前伸，胸部内含，弓背，腹收缩，臀内敛，使腰、背部得到充分伸展和拔长。

（3）动作可配合呼吸。身体后坐时，配合吸气；重心前移时，配合呼气。

## 易错点

（1）弓步时，两脚成一直线，重心不稳。

（2）背部弓状不够明显。

## 纠正

（1）脚提起后，向斜前方跨步，两脚保持一定的横向宽度。

（2）加大两肩内旋幅度，有助于收肩含胸；头、髋前伸，收腹后顶，可增大躯干的后弯幅度。

## 功效

（1）两臂内旋前伸，肩、背部肌肉得到牵拉，对颈肩部位的不适症状有防治作用；弓背收腹，可矫正脊柱，增强腰、背部肌肉力量。

（2）向前落步时，气充丹田。身体重心后坐时，气运命门，加强了人的先天与后天之气的交流，此时整条脊柱后弯，内夹尾闾，后凸命门，打开大椎，意在疏通督脉之气，具有振奋全身阳气的作用。

# 三、熊戏

## 1. 熊运

口诀：两掌外导画立圆，腰腹内引摇晃颠；

导气引体气血和，形正意宁神不乱；

运腰摩腹谷气消，中焦运化脏腑暖；

户枢常动蠹不侵，脾胃健运病莫生。

图 62

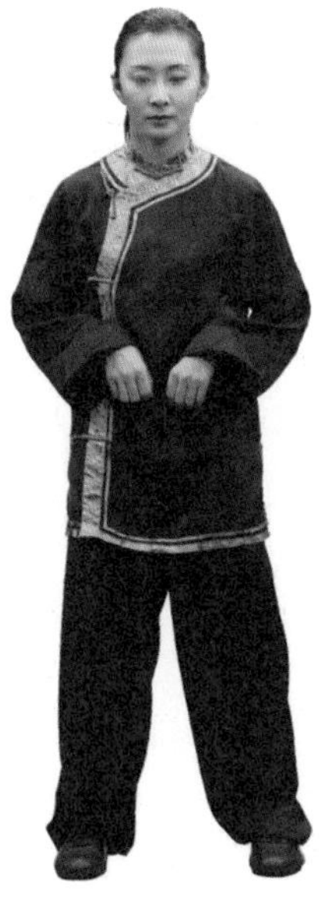

图 62

两掌握空拳成熊掌，提至腹部，拳眼相对，目视前下方。

## 图63—图66

以腰、腹为轴，上体做顺时针摇晃，两拳随之沿右肋、上腹、左肋、下腹部画圆，目随之环视。

（图63—图66动作重复1遍，共2遍。）

图63

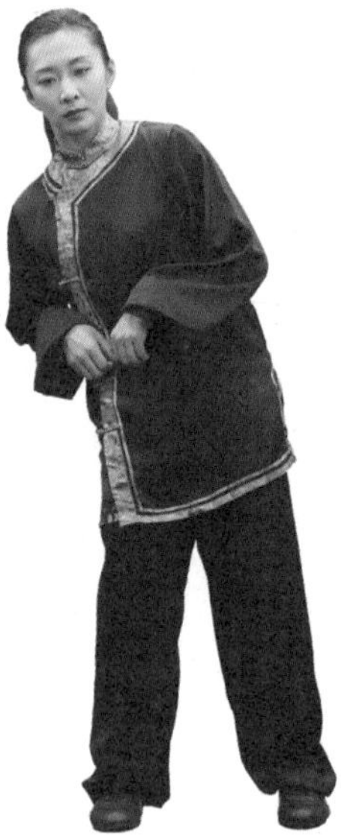

图64

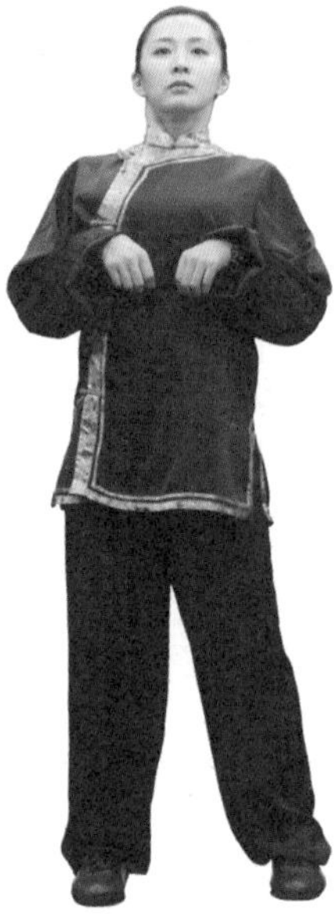

图65

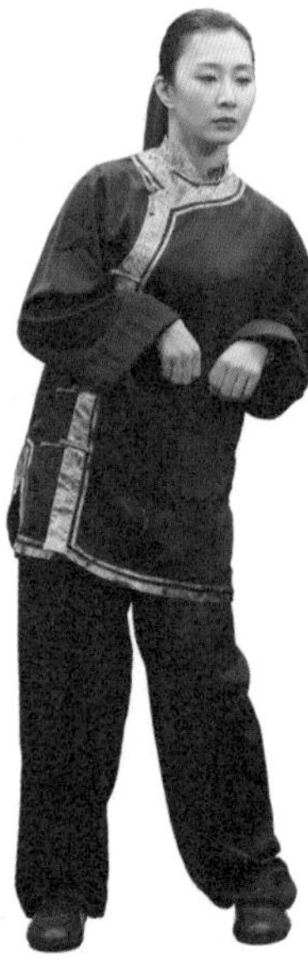

图66

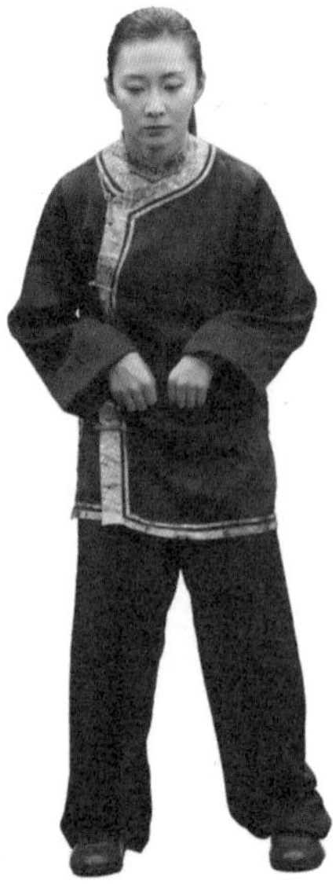

## 图67—图70

图67—图70动作与图63—图66动作相同，唯方向相反。

（图67—图70动作重复1遍，共2遍。）

图67

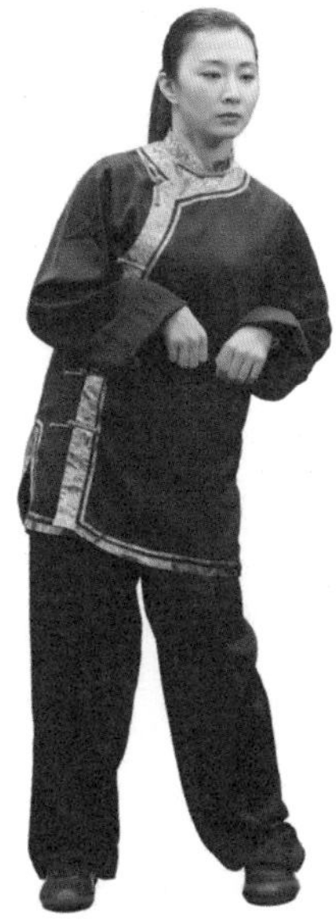

图68

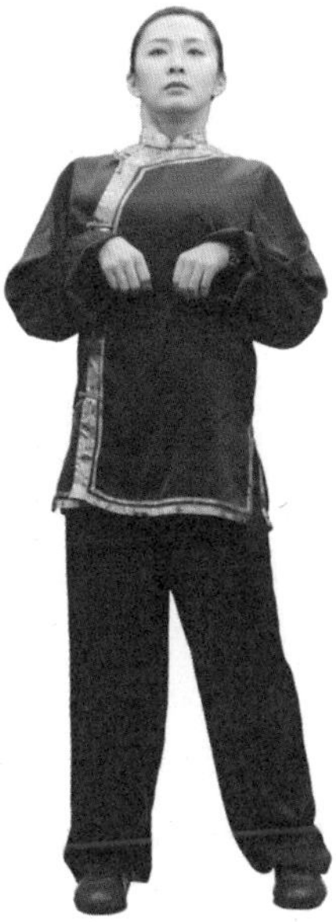

图69

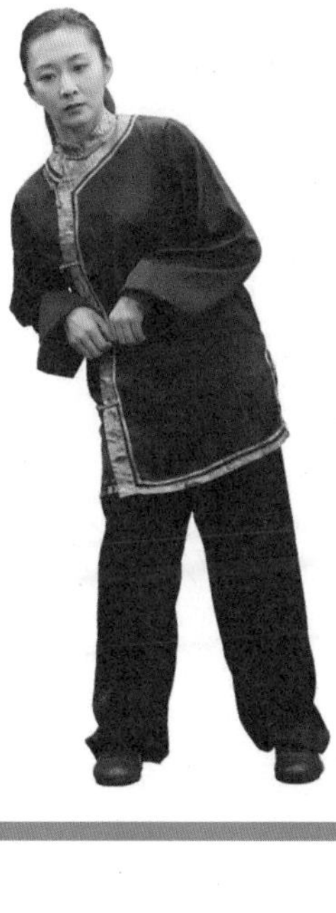

图70

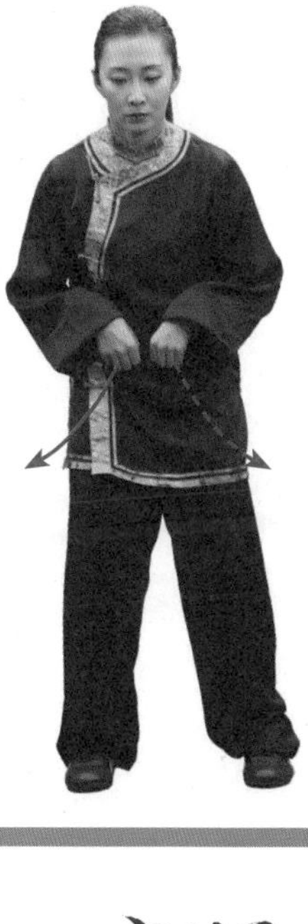

图 71

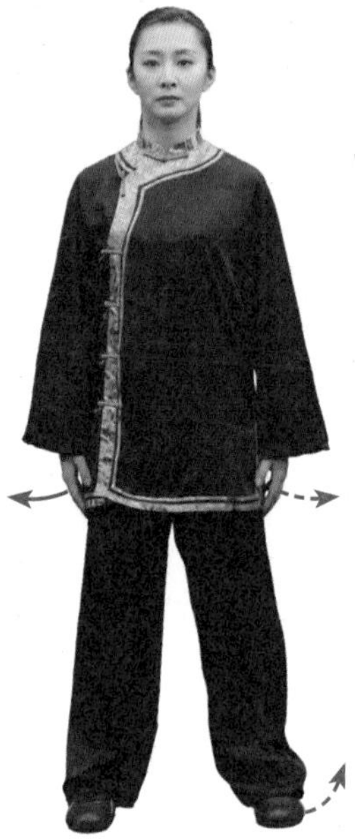

图 71 上体立起，两拳变掌下落，自然垂于体侧，目视前方。

## 要求

（1）以两拳画圆，腰、腹摇晃为导引，使内气在腹部丹田运行，动作要协调自然。

（2）动作可配合呼吸，身体上提时吸气，前俯时呼气。

## 易错点

（1）两掌贴腹太紧或主动画圆形成摩腹动作，没有随腰、腹部的转动协调地进行画圆摆动。

（2）身体摇晃幅度过大。

## 纠正

（1）肩肘放松，两掌轻附于腰、腹，体会用腰、腹的摇晃来带动两手运行。

（2）身体摇晃时，固定腰、腹、髋的位置，通过意念的导引做立圆摇转。当身体向上摇晃时，提胸收腹，充分伸展腰、腹；向下摇晃时，含胸松腹，挤压脾、胃、肝等中焦区域的内脏器官。

## 功效

（1）通过活动腰部关节和肌肉，可防治腰肌劳损及软组织损伤。

（2）以腰、腹转动带动两拳画圆，引导内气运行，对消化器官进行按摩，从而加强脾、胃的运化功能，防治消化不良、腹胀纳呆、便秘腹泻等。

## 2. 熊晃

口诀：提髋屈膝握空拳，落步震髋臂内旋；

晃肩拧腰意两胁，前靠后坐调脾肝；

摇摆颠足步履稳，润肠化结脾胃安；

熊经本是祖传法，笨中生灵贵自然。

图 72

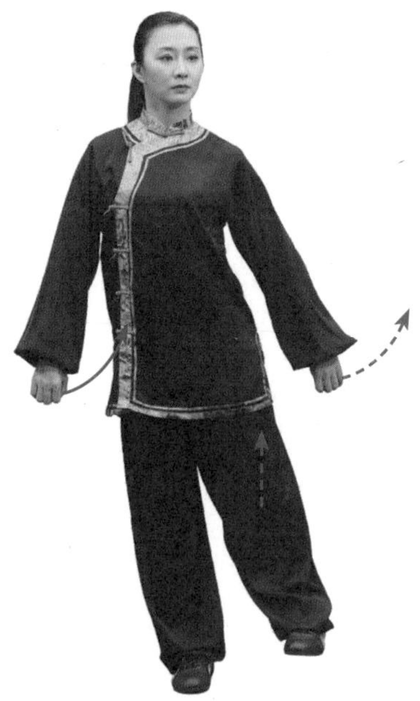

图 72

左髋上提，牵拉左脚离地，左膝微屈，同时两掌握空拳成熊掌，目视左前方。

## 图 73、图 74

左腿提膝，左脚向左前方跨步，右腿伸直。同时身体右转，左臂内旋前摆，左拳摆至左膝前上方；右拳摆至体后，拳心朝后，目视左下方。

图 73

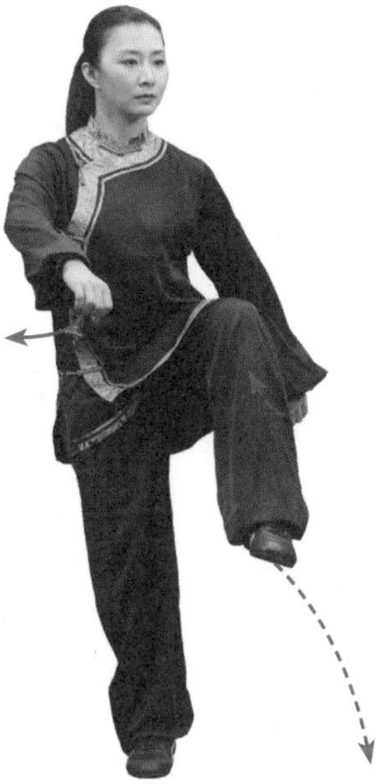

图 74

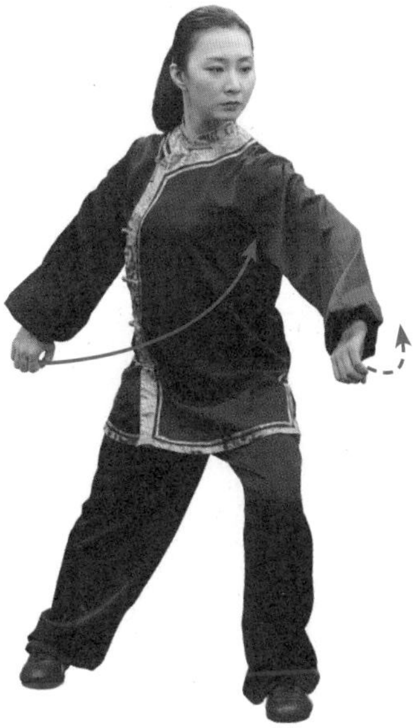

## 图 75

右腿屈膝，左腿伸直，重心后移。同时拧腰晃肩，两臂前后弧线摆动，使右拳摆至左膝前上方，左拳摆至体后，身体随之左转，目视左前方。

## 图 76

身体右转，重心前移，左腿屈膝，右腿伸直。同时左臂内旋前摆，左拳摆至左膝前上方，右拳摆至体后，目视左下方。

图 75

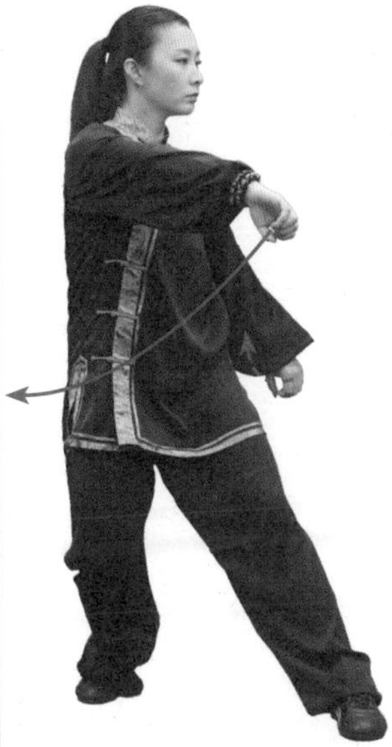

图 76

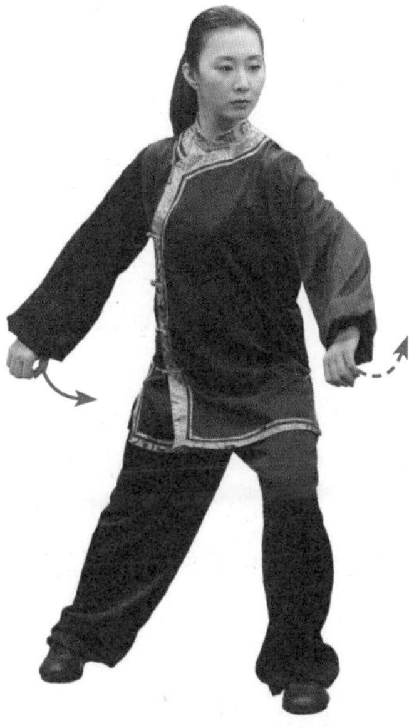

## 图 77—图 81

图 77—图 81 动作与图 72—图 76 动作相同，唯方向相反。

（图 72—图 81 动作重复 1 遍，共 2 遍。）

图 77

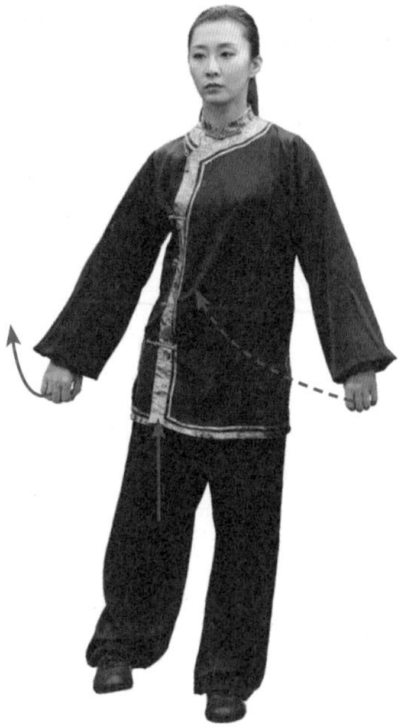

图 78

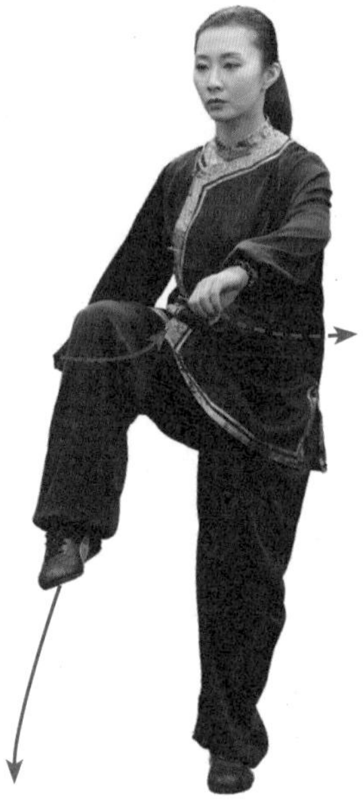

图 79

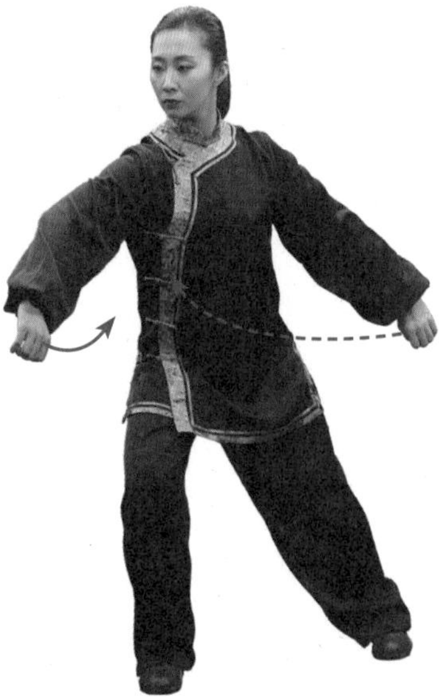

图 80

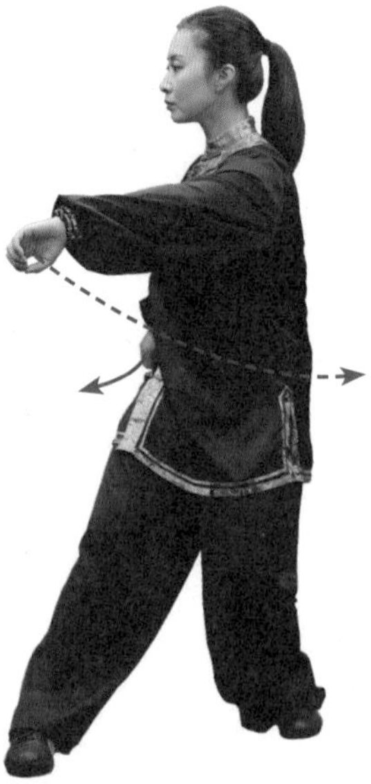

图82 左脚上步，开步站立，同时两手自然垂于体侧，目视前方。

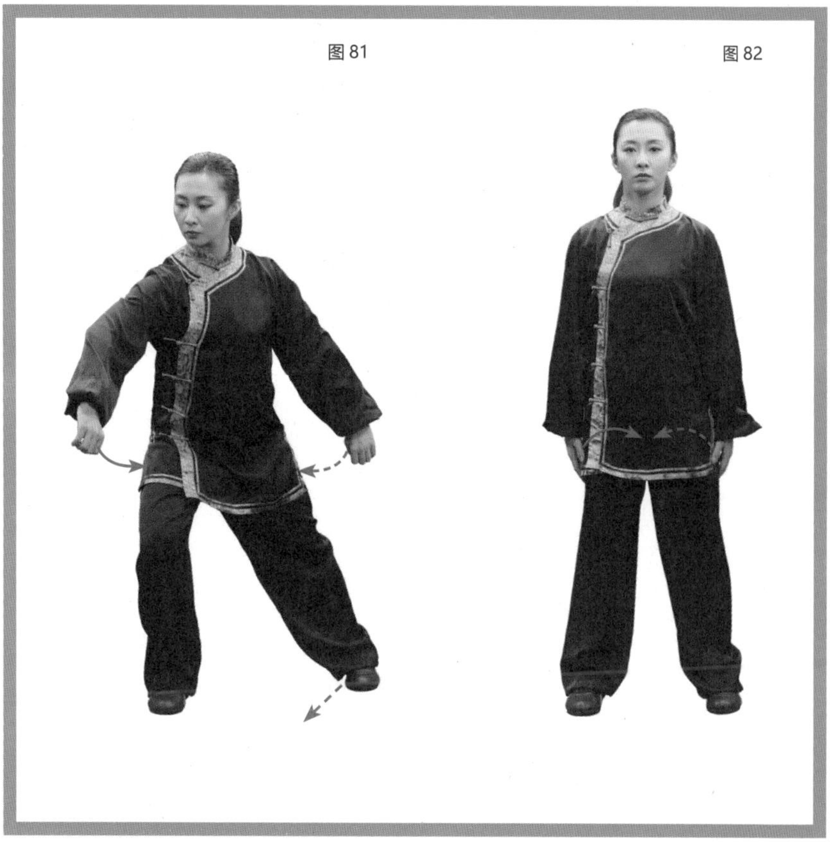


## 要求

（1）向前跨步时，用腰侧肌群收缩来牵动大腿上提，按提髋、起腿、屈膝的顺序提腿。

（2）向前跨步时，要随身体重心前移，两脚横向间距稍宽于肩，全脚掌踏实，随之产生的震动感传至髋关节处，体现熊步的沉稳厚实。

## 易错点

（1）跨步时，没有做提髋动作，直接屈膝提腿。

（2）落步时，未全脚掌落地，髋关节处没有震动感。

## 纠正

（1）可先练习左侧提髋动作。要领是：两肩保持水平，重心移向右脚，上提左髋，牵动左腿提起，再落下。然后练习右侧提髋，要领与左侧提髋相同，唯方向相反。

（2）提髋，屈膝，身体重心前移，脚自然落地，体重落于全脚掌。同时踝、膝关节放松，使震动感传至髋部。

## 功效

（1）身体左右晃动，意在两胁，调理肝脾。

（2）通过提髋行走、落步微震，可增强髋关节周围肌肉的力量，提高平衡能力，有助于防治老年人下肢无力、髋关节损伤、膝痛等。

# 四、猿戏

## 1. 猿提

口诀：屈腕撮钩耸双肩，团胛缩颈目光闪；

百会上引提脚踵，抓胸挠痒永不倦；

收腹裹臀摩肠胃，踮脚直立练平衡；

灵猴自有健身术，减肥何须服药丸。

图83—图85

两臂内旋，两手提至腹前，十指伸直分开，再屈腕撮拢捏紧成猿钩，目视两手。

图83

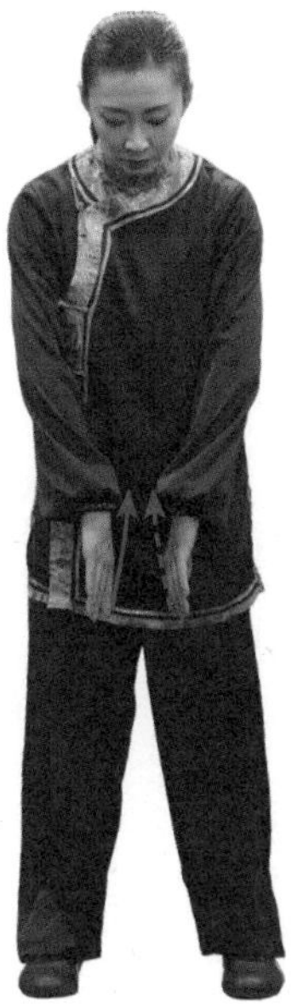

图 84

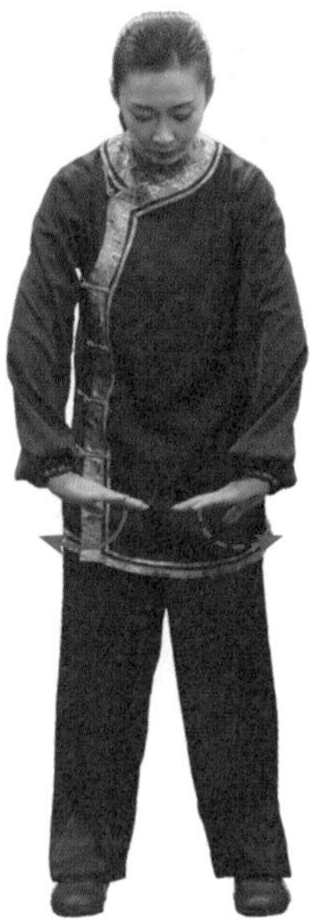

图 85

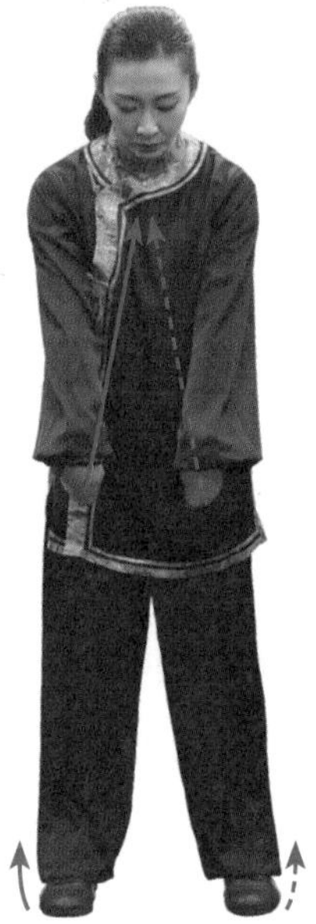

图 86

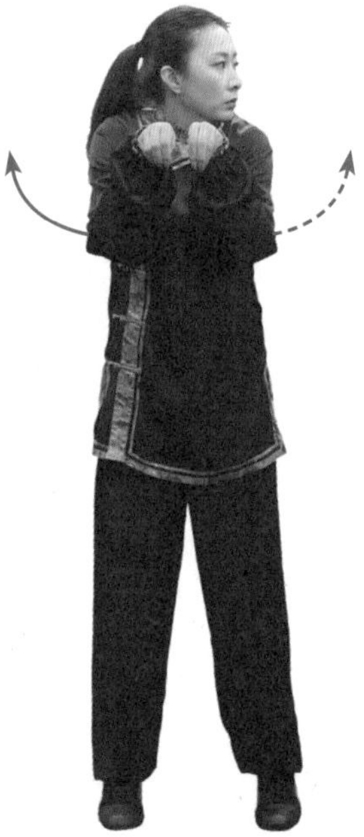

图 87

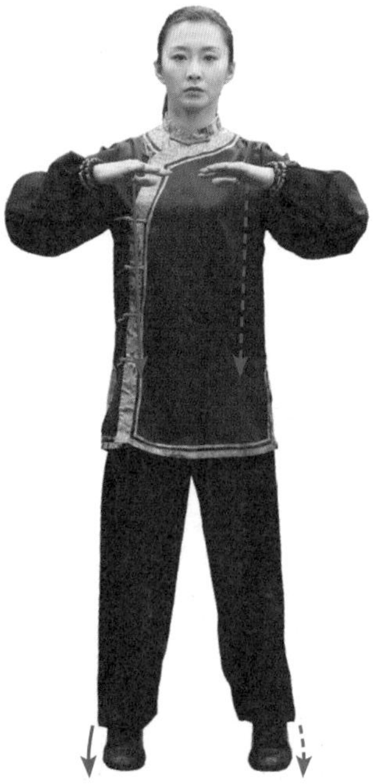

## 图 86

两手上提至胸，两肩上耸，收腹提肛。同时脚跟提起，头向左转，目视左方。

## 图 87—图 89

两手松开，沿体前下按至腹前，然后自然落于体侧，同时脚跟落下，目视前方。

图 88

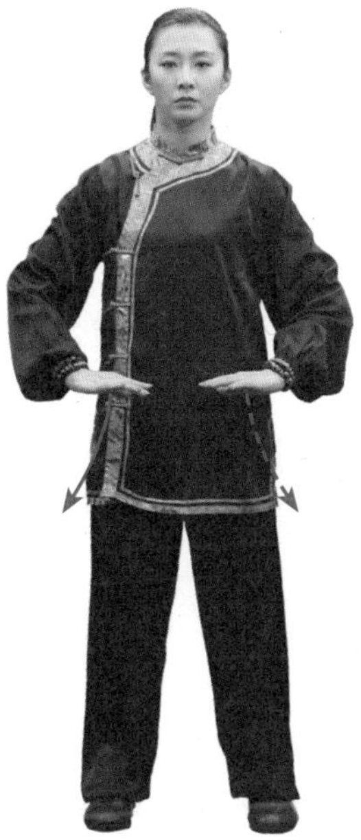

图 89

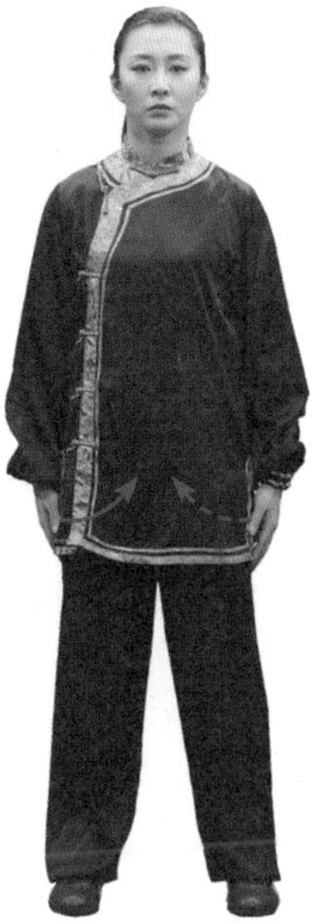

图 90

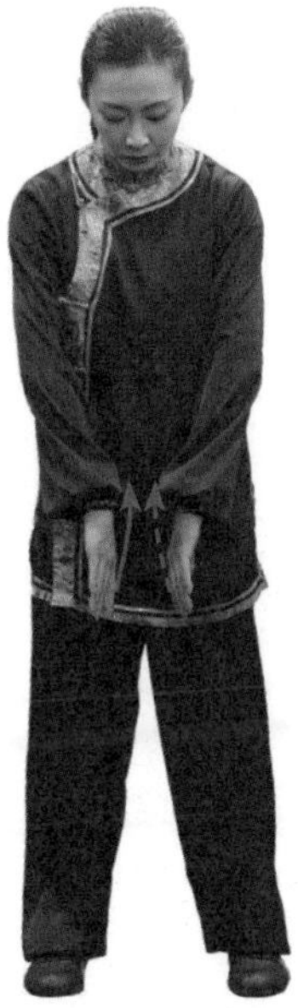

图 91

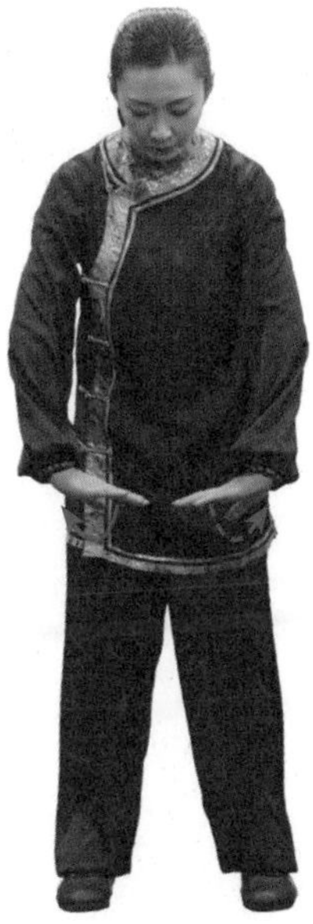

## 图 90—图 96

图 90—图 96 动作与图 83—图 89 动作相同，唯方向相反。

（图 83—图 96 动作重复 1 遍，共 2 遍。）

图 92

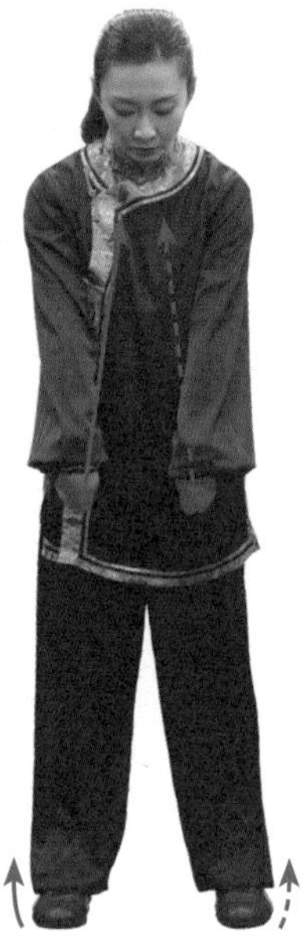

图 93

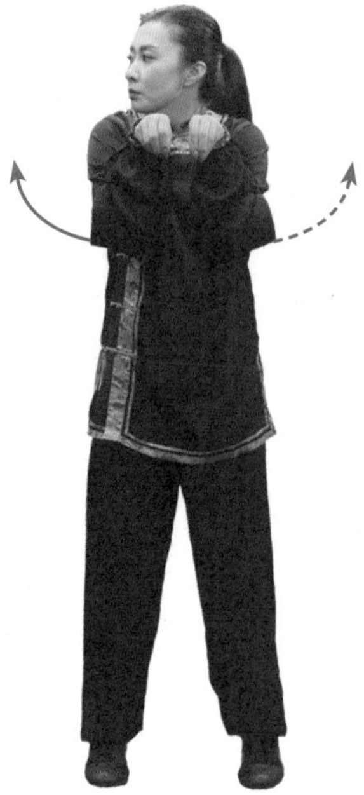

图 94

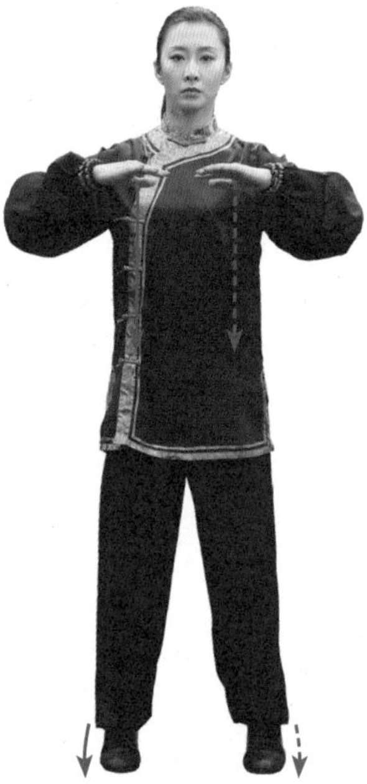

图 95

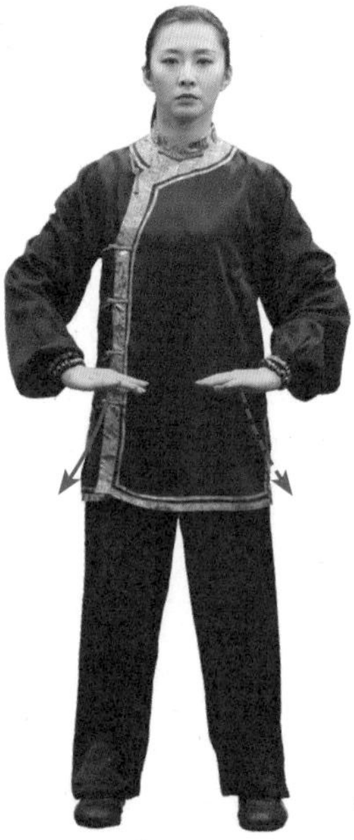

图 96

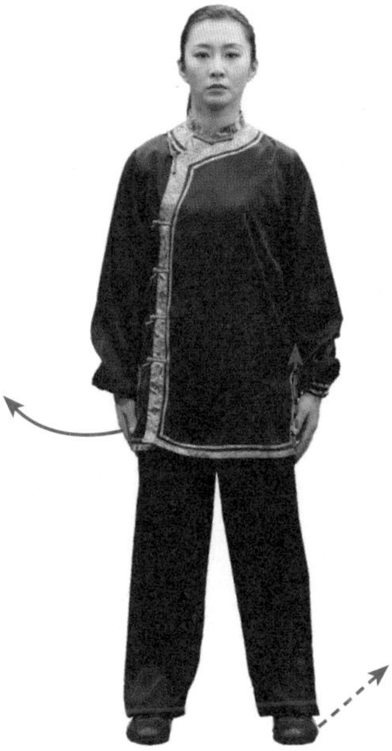

## 要求

（1）掌指撮拢变钩，速度要快。

（2）按耸肩、收腹、提肛、脚跟离地、转头的顺序上提重心，耸肩、缩胸、屈肘、提腕要充分。

（3）动作可配合提肛呼吸。两掌上提吸气时，稍用意提肛；下按呼气时，松肛。

## 易错点

（1）脚跟离地后，重心不稳，前后晃动。

（2）胸、背部和上肢不能充分团紧。

## 纠正

（1）头部百会穴上领，牵动整个身体垂直向上，起到稳定重心的作用。

（2）以胸部膻中穴为中心，缩颈、夹肘、团胸、收腹，可加强胸、背部和上肢的团紧程度。

## 功效

（1）手型的快速变化，意在增强神经和肌肉反应的灵敏性。

（2）两掌上提时，缩颈、耸肩、团胸吸气，挤压胸腔和颈部血管；两掌下按时，伸颈、沉肩、松腹、扩大胸腔体积，可增强呼吸功能，按摩心脏，改善脑部供血。

（3）提踵直立，可增强腿部力量，提高平衡能力。

## 2. 猿摘

口诀：猿钩贴腰脚丁步，摆掌护面频盼顾；

枝头蜜桃鲜欲滴，攀树摘果如探物；

猿心静时若处子，敏捷灵动赛脱兔；

喜看硕果不忍食，献给寿星西王母。

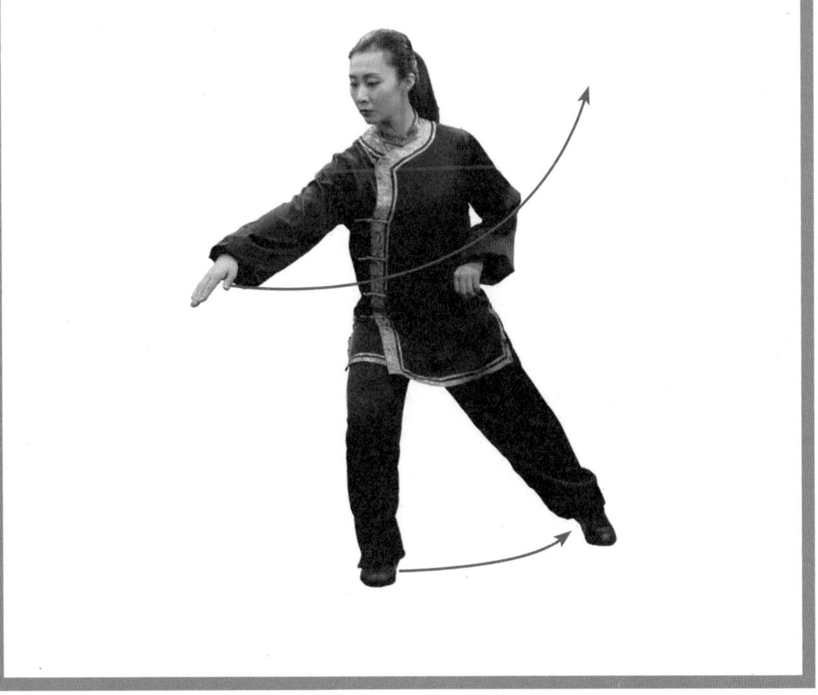

图 97

图 97 左脚向左后方退步，脚尖点地，左腿蹬直，右腿屈膝，同时左臂屈肘，左手变猿钩收至左腰侧，右掌向前方摆起，掌心向下，目视右下方。

图 98

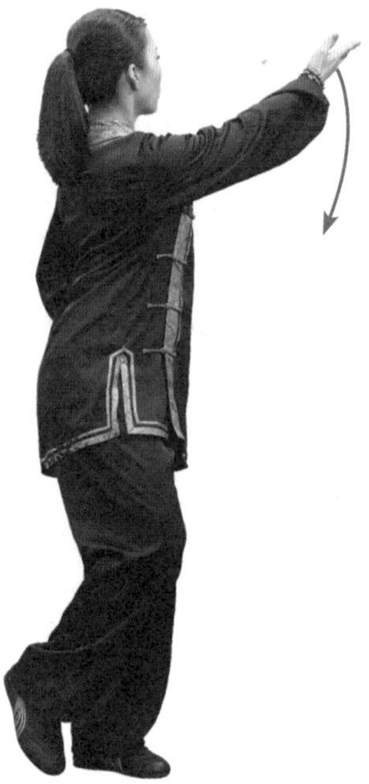

图 99

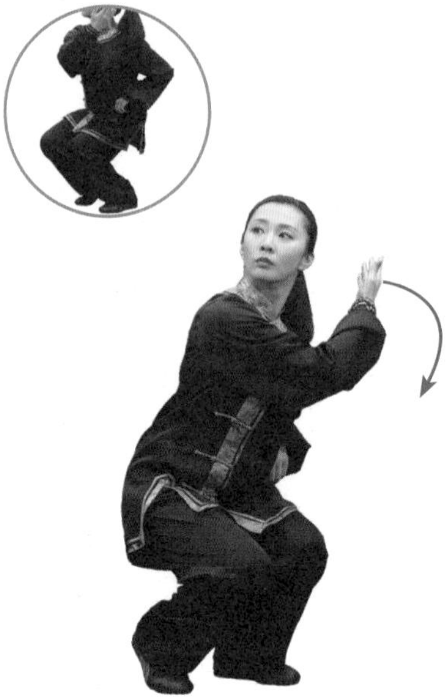

图 100

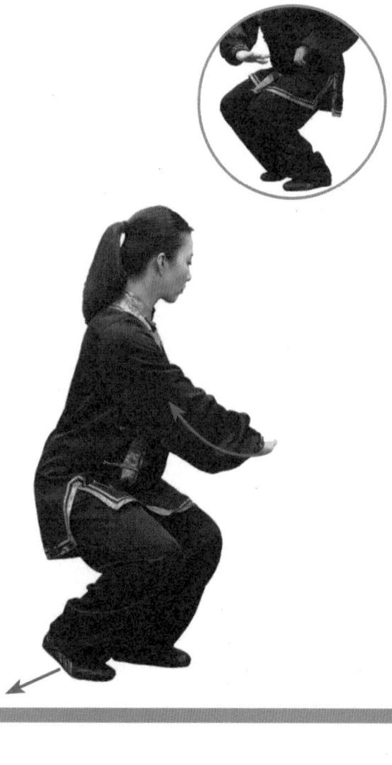

图 101

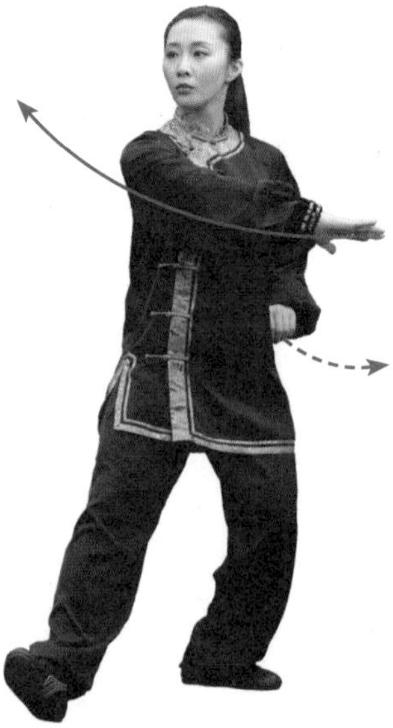

## 图 98

左脚踏实，重心移至左腿，右脚收至左脚内侧，脚尖点地，成右丁步。身体向左后方转动，右掌随之向身体左上方画弧，目随右手。

## 图 99

双腿屈膝下蹲，头部右转，右臂屈肘，右掌置于头部左侧，掌心对太阳穴，目视右前方。

## 图 100

头部左转的同时，右掌内旋至掌心向下，沿体侧下按至左髋侧，目视右掌。

## 图 101—图 103

起身，身体右转，右脚向右前方迈出一大步，重心随之移至右腿，左腿蹬伸，脚跟抬起。同时右掌经体前向右上方画弧至身体右侧，略高于肩，后屈腕变猿钩。随后左掌向前、向上伸举，屈腕变猿钩，呈采摘势，目视左手。

图 102

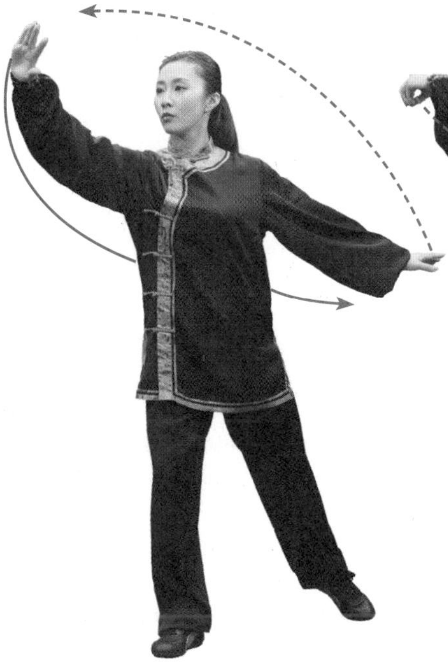

图 103

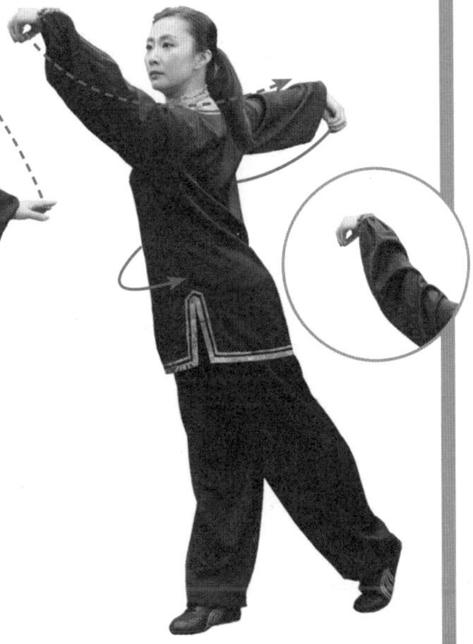

图 104

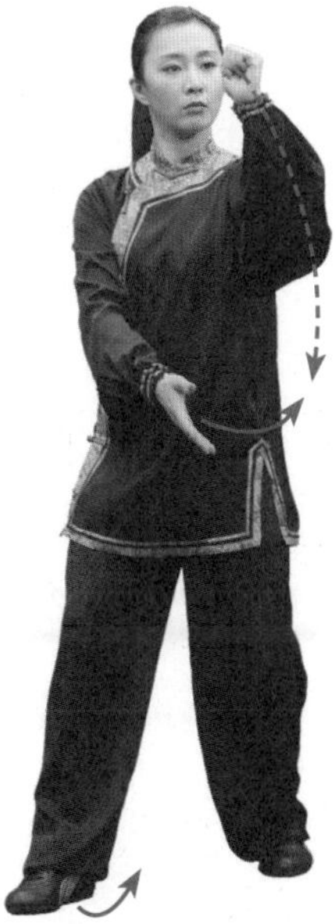

图 105

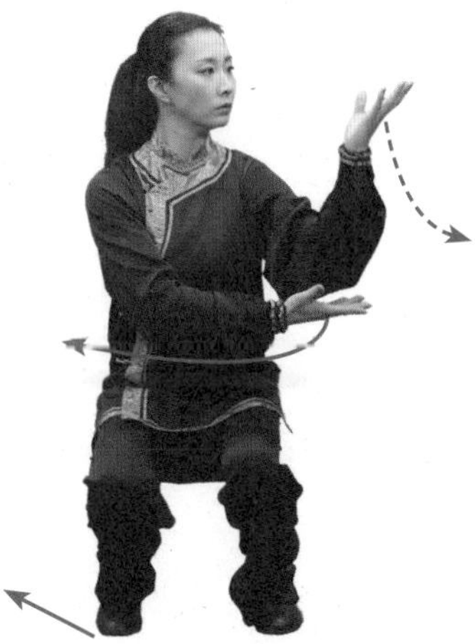

## 图 104

身体左转，左手由猿钩变为握固，屈肘收于面部左前方；右手变掌，落于体前，虎口朝前。

## 图 105

右脚收回，脚尖点地，成右丁步，然后双腿屈膝下蹲。同时左臂屈肘立起，右掌经体前向左画弧至左肘下捧托，呈托桃状，目视左掌。

## 图106—图114

图106—图114动作与图97—图105动作相同，唯方向相反。

图106

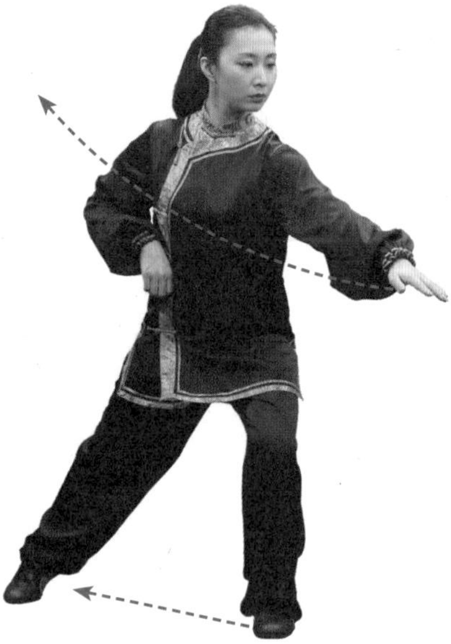

图107

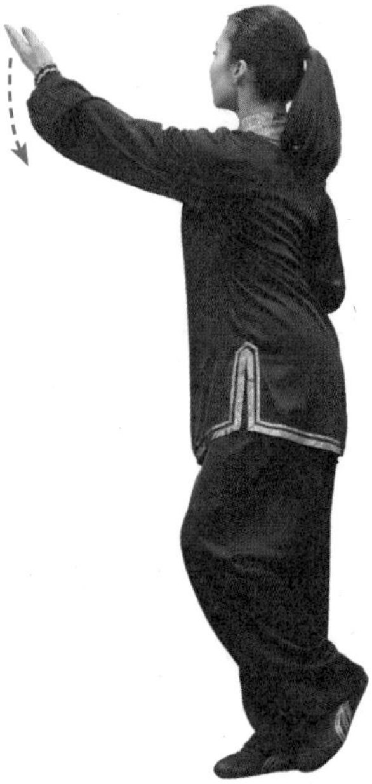

图108

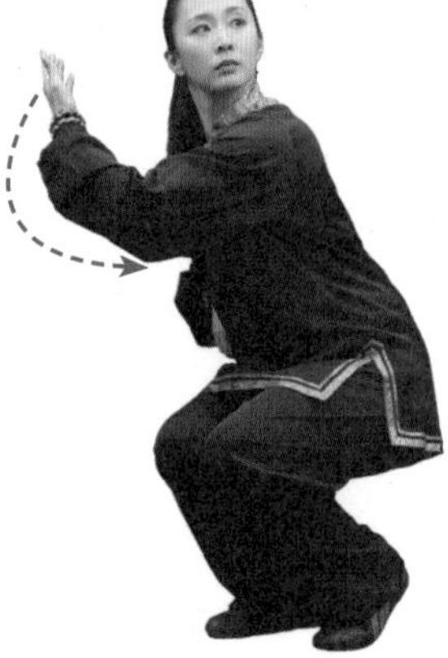

图109

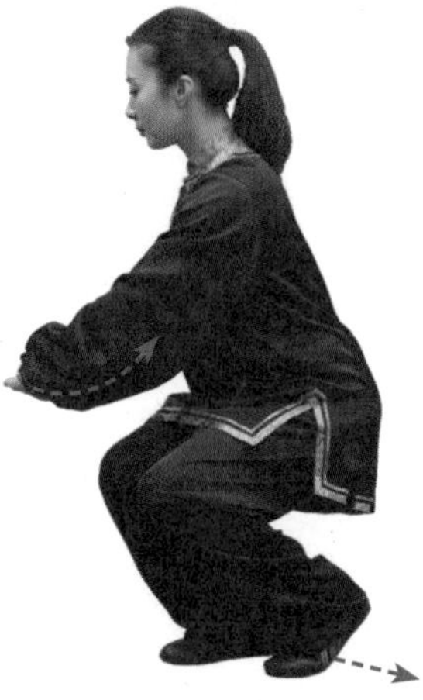

图 110

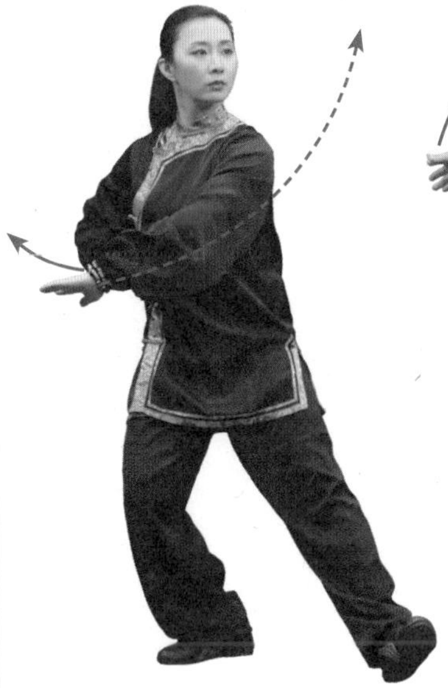

图 111

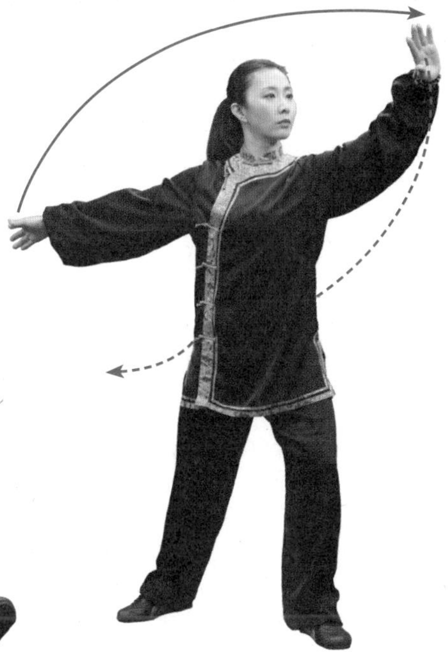

图 112

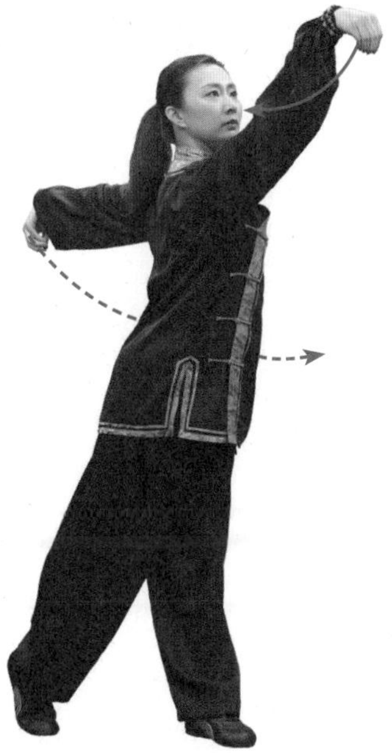

图 113

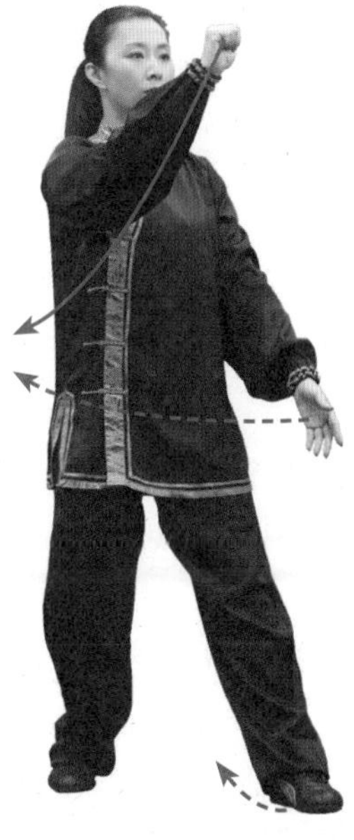

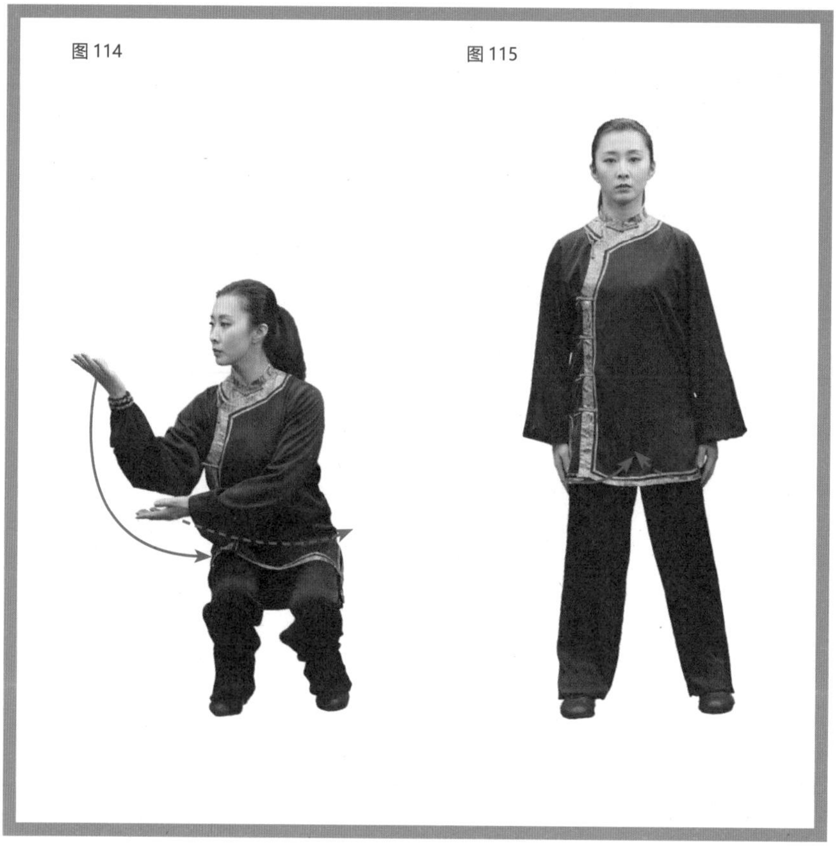


图 115
起身回正，开步站立，两手自然垂于体侧，目视前方。

## 要求

（1）目视方向随上肢动作变化而变化，表现出猿猴眼神的灵敏。

（2）屈膝下蹲时，全身呈收缩状。蹬腿迈步、向上采摘时，肢体要充分展开。两手变猿钩时，手指撮拢快而敏捷；握固后变“托桃状”时，掌指要及时分开。

（3）动作以神似为主，重在体会其意境，不可太夸张。

## 易错点

（1）上、下肢动作配合不够协调。

（2）“摘桃”时，手臂向上直线推出；猿钩变化的时机掌握不准。

## 纠正

（1）下蹲时，手臂屈肘，上臂靠近身体；起身时，手臂充分展开。

（2）向上“采摘”过程中，手臂要弧线上摆，动作到位时，手掌才变猿钩状。

## 功效

（1）头部左右扭转，眼神的左顾右盼，有利于颈部运动，促进脑部的血液循环。

（2）本动作的多样性体现了神经系统和肢体运动的协调性，如模拟猿猴在采摘桃果时愉悦的心情，可减轻大脑神经系统的紧张度，对神经紧张、精神忧郁等有防治作用。

# 五、鸟戏

## 1. 鸟伸

口诀：两掌上举叠劳宫，提肩缩项挺前胸；

抬头伸颈掌后摆，塌腰翘尾身反弓；

丹顶铁爪昂然立，一身正气顺而通；

高洁优雅称仙禽，潇洒飘逸道家风。

图 116

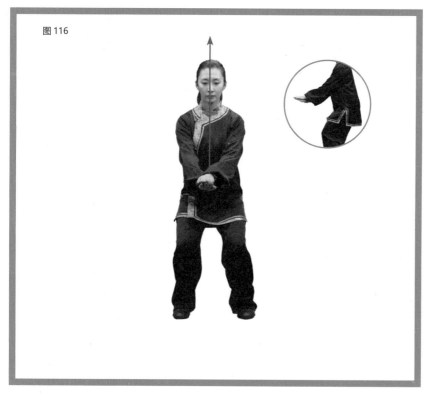

图 116

两腿微屈下蹲，两掌经体侧摆至腹前相叠，掌心向下，指尖向前，目视前方。

## 图 117

两腿伸直，两掌举至头部前上方，身体微前倾，提肩、缩颈、挺胸、塌腰，目视前方。

## 图 118

两腿微屈下蹲，两掌下按至腹前，目视前下方。

## 图 119

双腿伸直，重心右移，左腿向后抬起。同时两掌分开，向体侧后方摆起，呈鸟翅状，抬头、伸颈、挺胸、塌腰，目视前方。

## 图 120—图 123

图 120—图 123 动作与图 116—图 119 动作相同，唯方向相反。

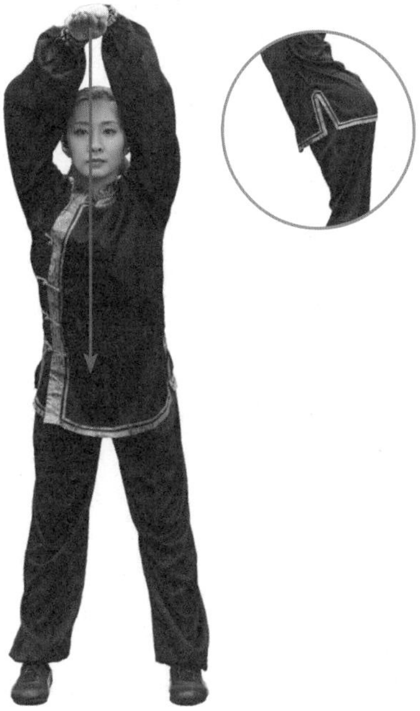

图 117

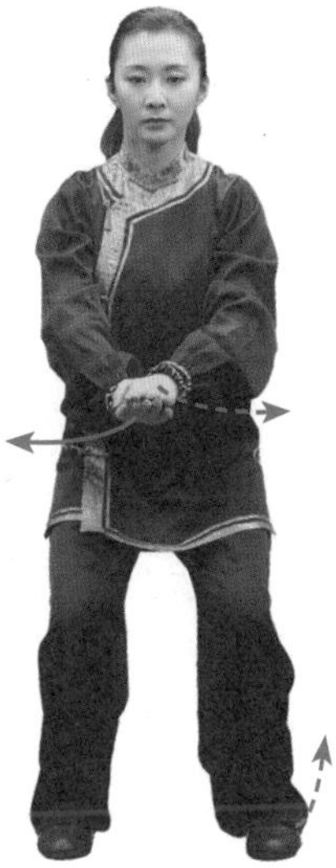

图 118

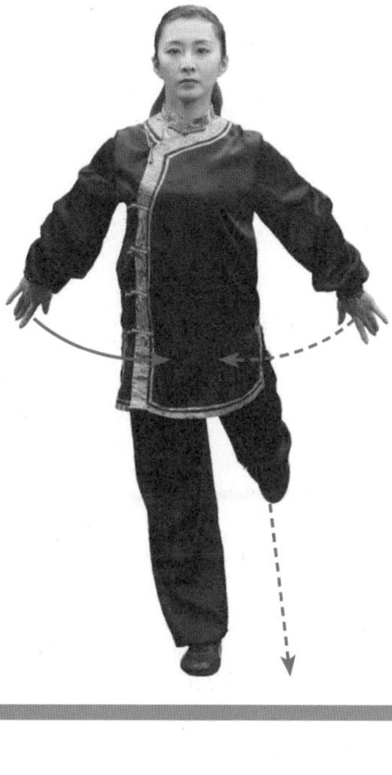

图 119

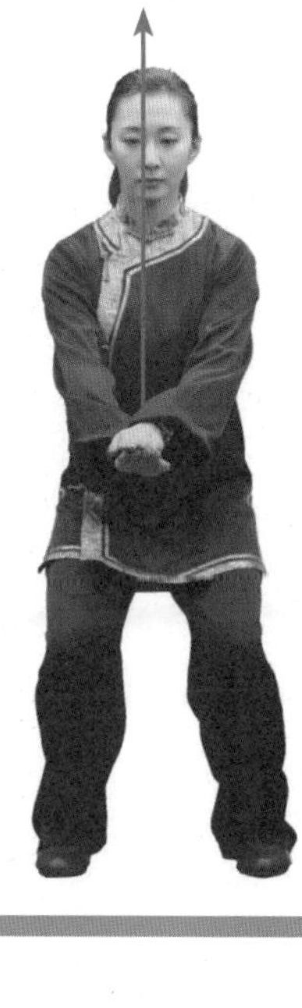

图 120

图 121

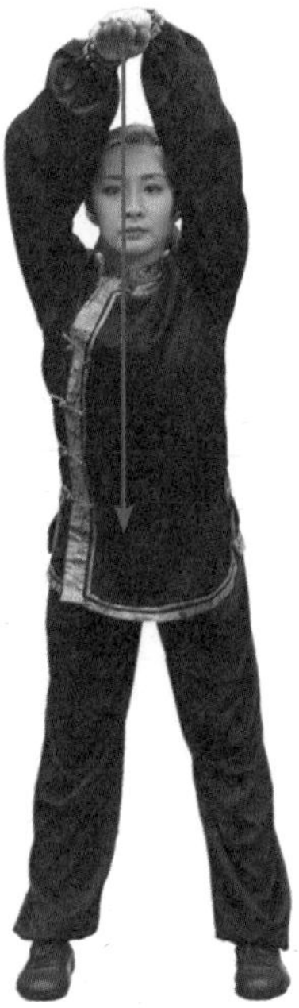

图 122

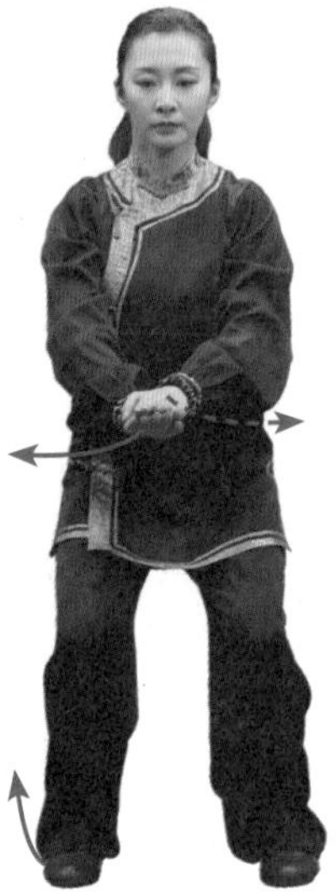

图 123

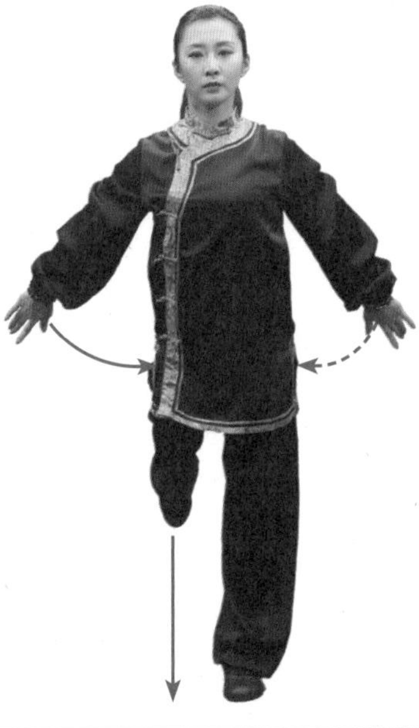

图 124

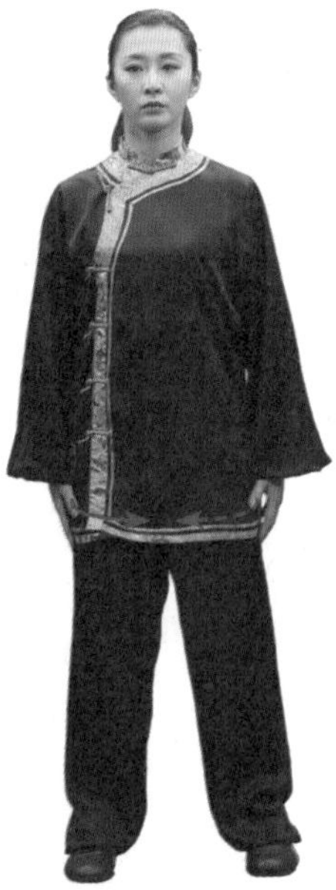

## 图 124

右脚回落，开步站立，两手自然垂于体侧，目视前方。

（图 116—图 124 动作重复 1 遍，共 2 遍。）

## 要求

（1）两掌于腹前相叠时，左右手上下位置可任选，以舒适自然为宜。

（2）注意动作的松紧变化。两掌上举时，两腿伸直，颈、肩、臀部紧缩；下落时，两腿微屈，颈、肩、臀部松沉。

（3）两臂后摆时，身体向上拔伸，形成反弓状。

## 易错点

（1）肢体的松紧变化掌握不好。

（2）单腿支撑时，身体重心不稳。

## 纠正

（1）先练习两掌相叠，在体前做上举、下落动作，再练习上举时肢体收紧，下落时肢体放松，逐步过渡到完整动作。

（2）身体重心移到支撑腿后，另一腿再向后抬起，支撑腿的膝关节挺直，有助于提高动作的稳定性。

## 功效

（1）两掌上举，吸入清气，扩大胸腔；两手下按，气沉丹田，呼出浊气。练此动作可加强肺的吐故纳新功能，增加肺活量，改善慢性支气管炎、肺气肿等病症。

（2）两掌上举，作用于大椎和尾闾，督脉得到牵拉；两掌后摆，身体形成反弓状，任脉得到拉伸。这种练习方法，可起到疏通任督二脉之气的作用。

## 2. 鸟飞

口诀：一腿独立一腿起，手变鸟翅往上举；
屈腿合掌再奋力，展翅高飞志千里；
悠悠鹤步翩翩舞，抖翎亮翅比健美；
抻筋拔骨体舒展，松鹤延年登寿域。

图 125

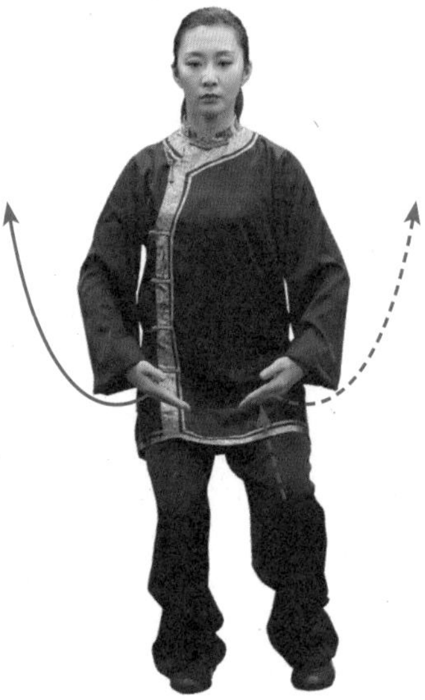

图 125
两腿微屈，同时两掌合于腹前，呈捧腹状，目视前下方。

## 图126

重心右移，右腿伸直，左腿屈膝提起，小腿下垂，脚尖朝下。同时两臂于体侧向上平举，两掌呈鸟翅状，目视前方。

## 图127

左脚落至右脚旁，脚尖点地，两腿微屈，同时两掌合于腹前，掌心相对，目视前下方。

图126

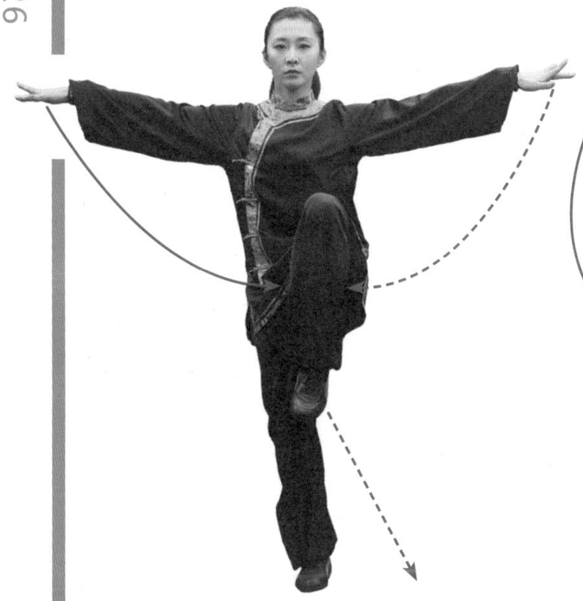

图127

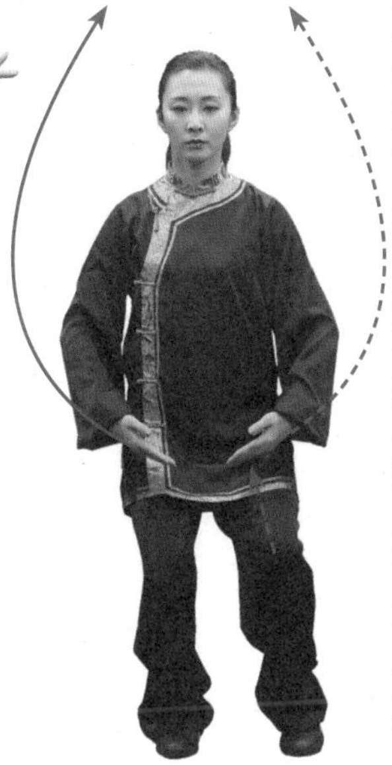

## 图128

右腿伸直，左腿屈膝提起，小腿下垂，脚尖朝下。同时两手变鸟翅状举至头顶上方，掌背相对，目视前方。

## 图129

左脚落至右脚旁，全脚掌着地，两腿微屈，接着重心移至左腿，右脚尖点地。同时两掌合于腹前，掌心相对，目视前下方。

图128

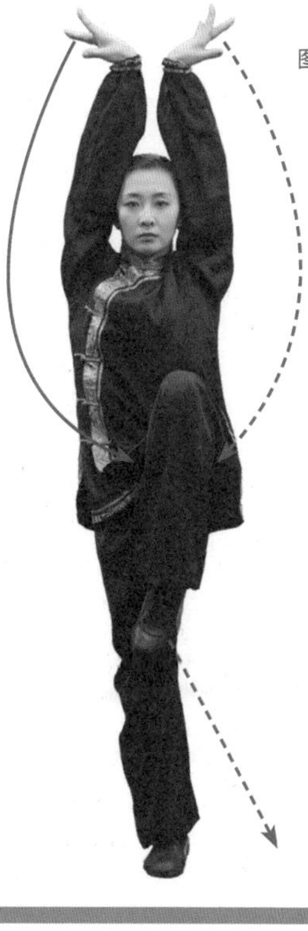

图129

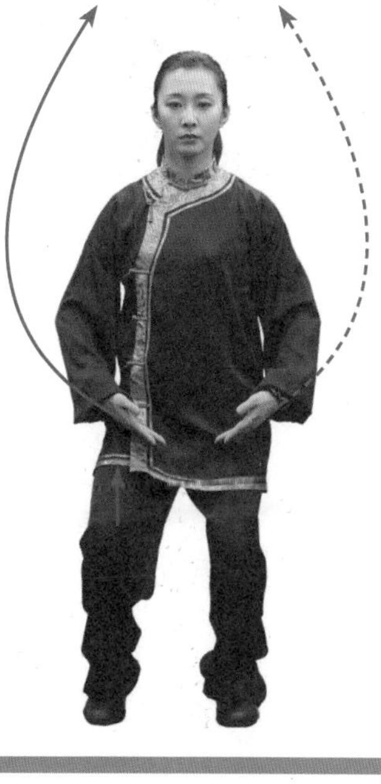

图 130

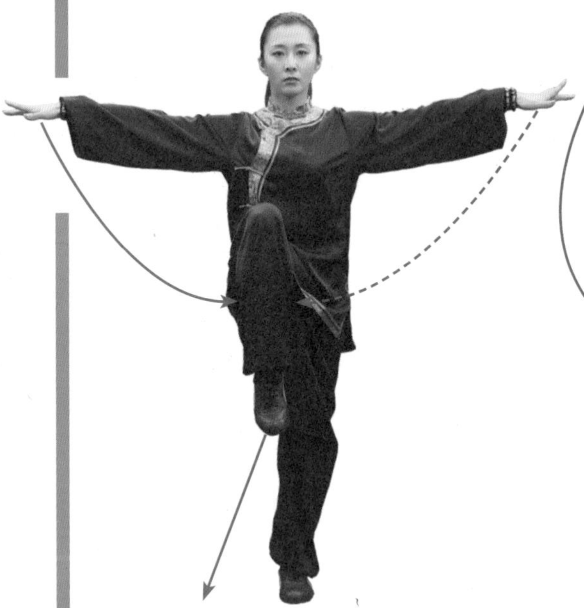

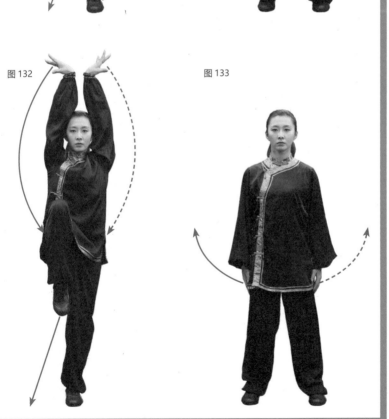

图 131

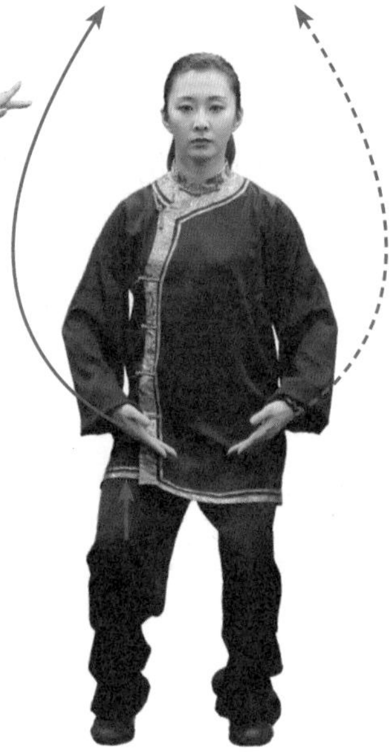

图 132

图 133

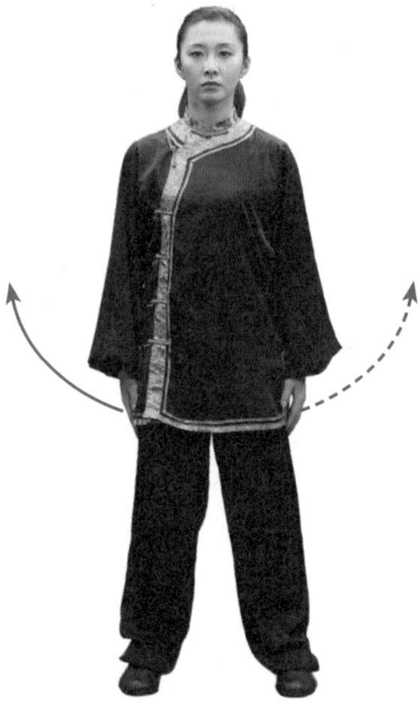

## 图 130—图 132

图 130—图 132 动作与图 126—图 128 动作相同，唯方向相反。

## 图 133

右脚下落，开步站立，同时两手落于身体两侧，目视前方。

## 要求

（1）两臂侧举，幅度要大，尽量展开胸部两侧；两臂下落内合，尽量挤压胸部两侧。

（2）手脚变化配合协调，同起同落。

（3）动作可配合呼吸，两掌上提时吸气，下落时呼气。

## 易错点

（1）两臂伸直摆动，动作僵硬。

（2）身体紧张，直立不稳，呼吸不畅。

## 纠正

（1）两臂上举时，力从肩发，先沉肩，再松肘，最后提腕；下落时，先松肩，再沉肘，最后按掌合于腹前。

（2）两臂上举时，配合吸气，头部百会穴上领，提胸收腹；下落时，配合呼气，松腰松腹，气沉丹田。

## 功效

（1）两臂的上下运动可改变胸腔容积，若配合呼吸运动可起到按摩心肺的作用，增强血氧交换能力。

（2）拇指、食指的上翘紧绷，意在刺激手太阴肺经，加强肺经经气的流通，提高心肺功能。

（3）提膝独立，可提高人体平衡能力。

## 引气归元

口诀：侧举上抱头顶悬，沉肩坠肘落腹前；
虎口交叉阴阳合，闭目静养守涌泉；
手心搓热和气血，上摩下擦干浴面；
周身放松精神爽，引气归元入丹田。

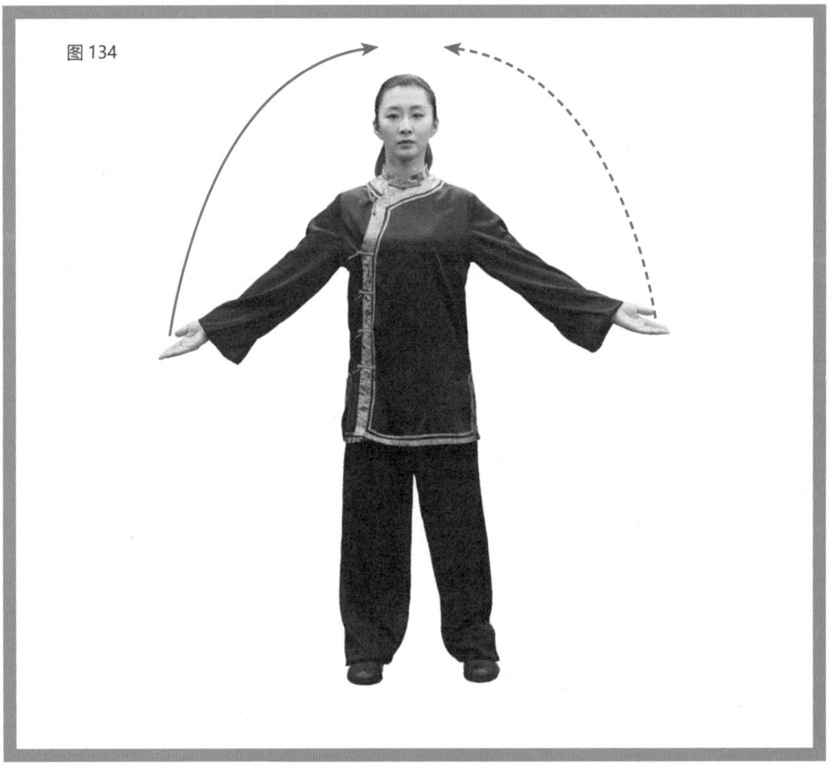

图 134

图 134、图 135

两掌经体侧上举至头顶上方，掌心斜向下，目视前方。

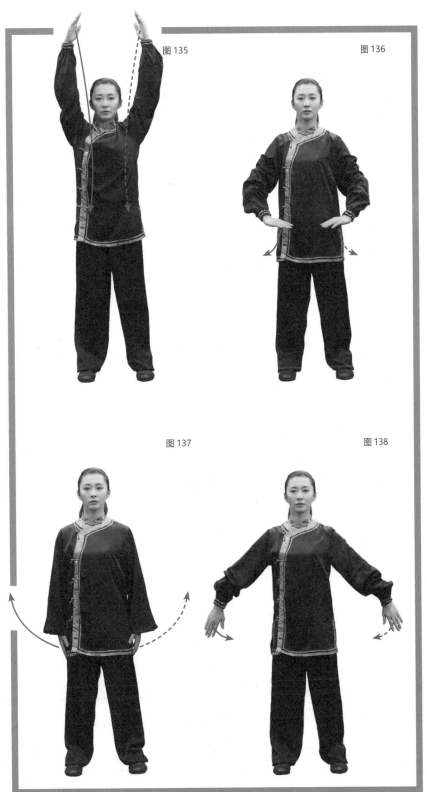

图 135

图 136

图 136

两掌沿体前缓慢下按至腹前，指尖相对，掌心向下。

（图 134—图 136 动作重复 2 遍，共 3 遍。）

图 137

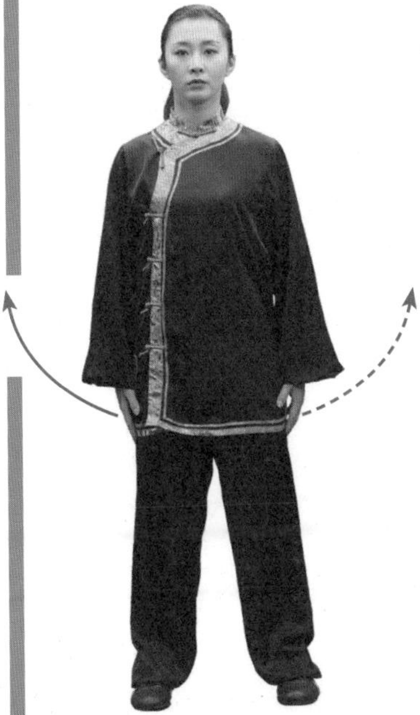

图 138

图 137

两手下落，两臂自然垂于身体两侧。

图 138

两手打开至体侧，略高于肚脐，掌心向后。

## 图 139

两臂外旋至掌心向前。

## 图 140

两手虎口交叉叠于腹前，调匀呼吸，意守丹田，静养片刻。

## 图 141

重心右移，左脚收回并步，同时两手自然下落，两臂垂落于身体两侧。调整呼吸，恢复到练功前状态。

图 139

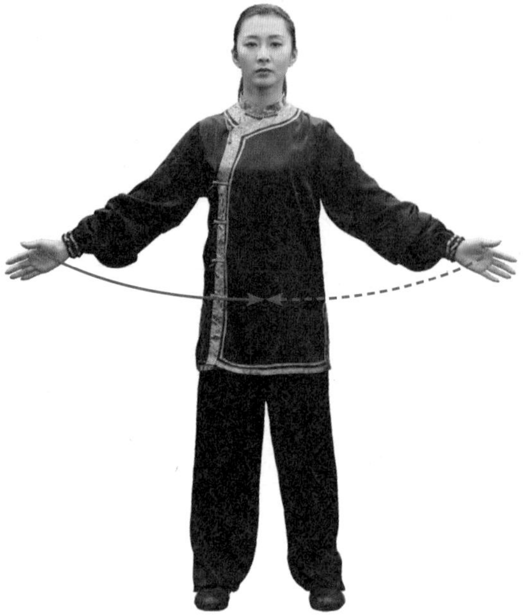

图 140

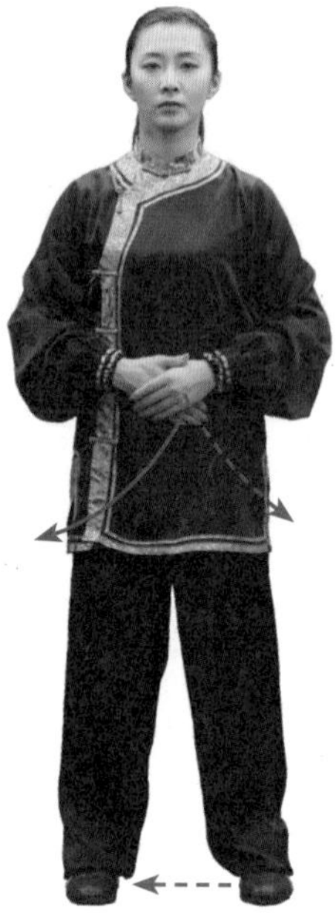

图 141

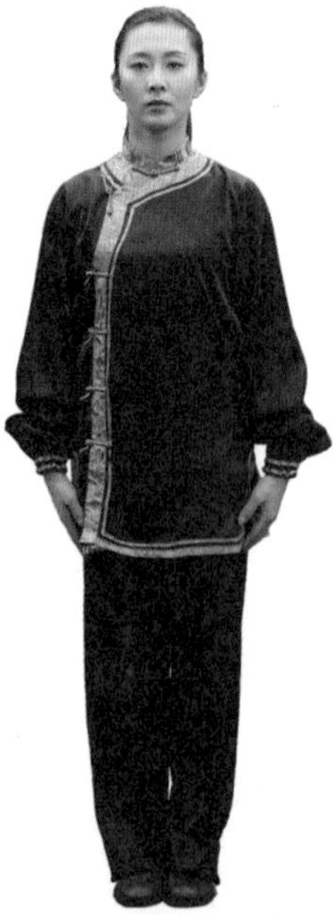

## 要求

（1）两掌下按时，身体各部位要随之放松。

（2）两掌腹前内合时，动作衔接要自然、圆活，有向前收拢物体之势，意将气息合抱引入丹田。

（3）练功后，可做搓手、浴面等动作，以使练习者恢复至练功前状态。

## 易错点

（1）两掌上举带动两肩上抬，出现耸肩。

（2）两掌运行路线不清。

## 纠正

（1）两掌上举时，身体重心相对固定，注意肩部下沉放松。

（2）两掌在做上举和腹前合拢时，运行路线为自然流畅的弧线，意念要放在掌心。

## 功效

引气归元意将练功时所得的体内、体外之气，导引归入丹田，使气息逐渐平和，起到和气血、通经脉、理脏腑的功效。

# 参考资料

[1] 国家体育总局健身气功管理中心 . 健身气功：五禽戏 [M]. 北京：人民体育出版社，2019.

[2] 国家体育总局健身气功管理中心 . 健身气功知识荟萃：二 [M]. 北京：人民体育出版社，2014.

[3] 孟峰年 . 中国传统体育养生概论 [M]. 北京：民族出版社，2014.

[4] 田广林 . 中国传统文化概论 [M]. 第二版 . 北京：高等教育出版社，2011.

[5] 王凤阳 . 中国传统养生概论 [M]. 北京：高等教育出版社，2010.

[6] 邱丕相 . 中国传统体育养生学 [M]. 北京：人民教育出版社，2007.

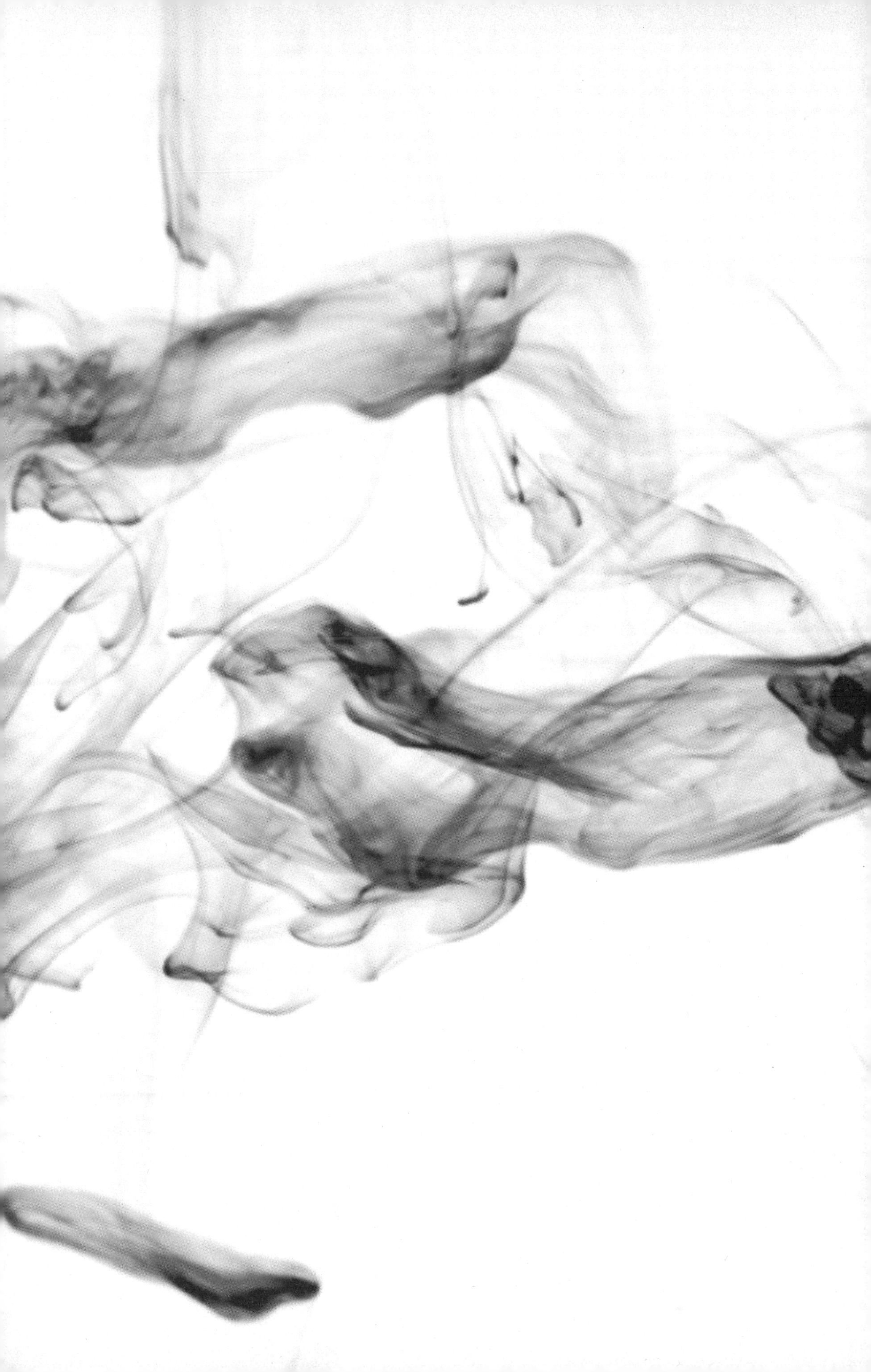

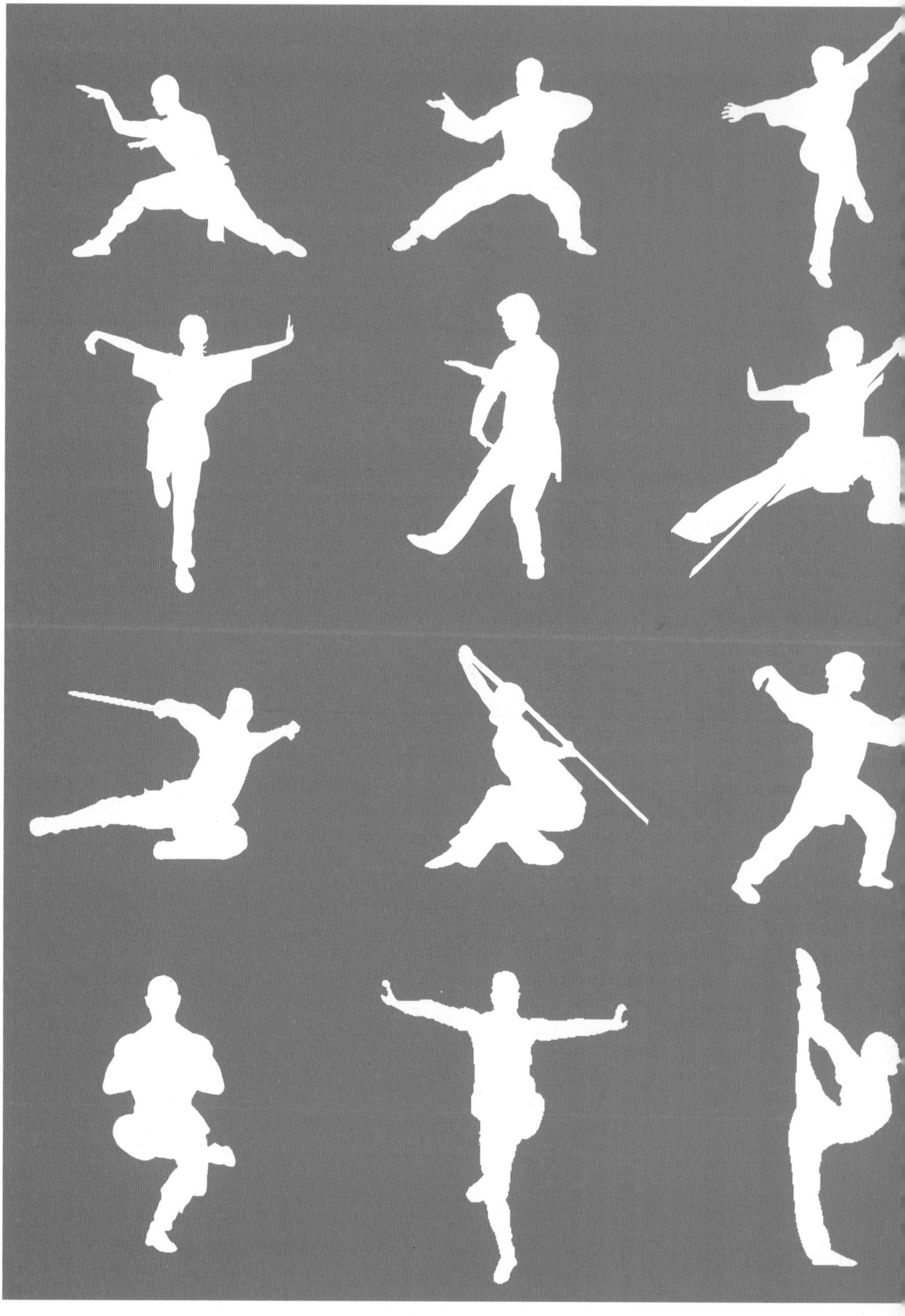

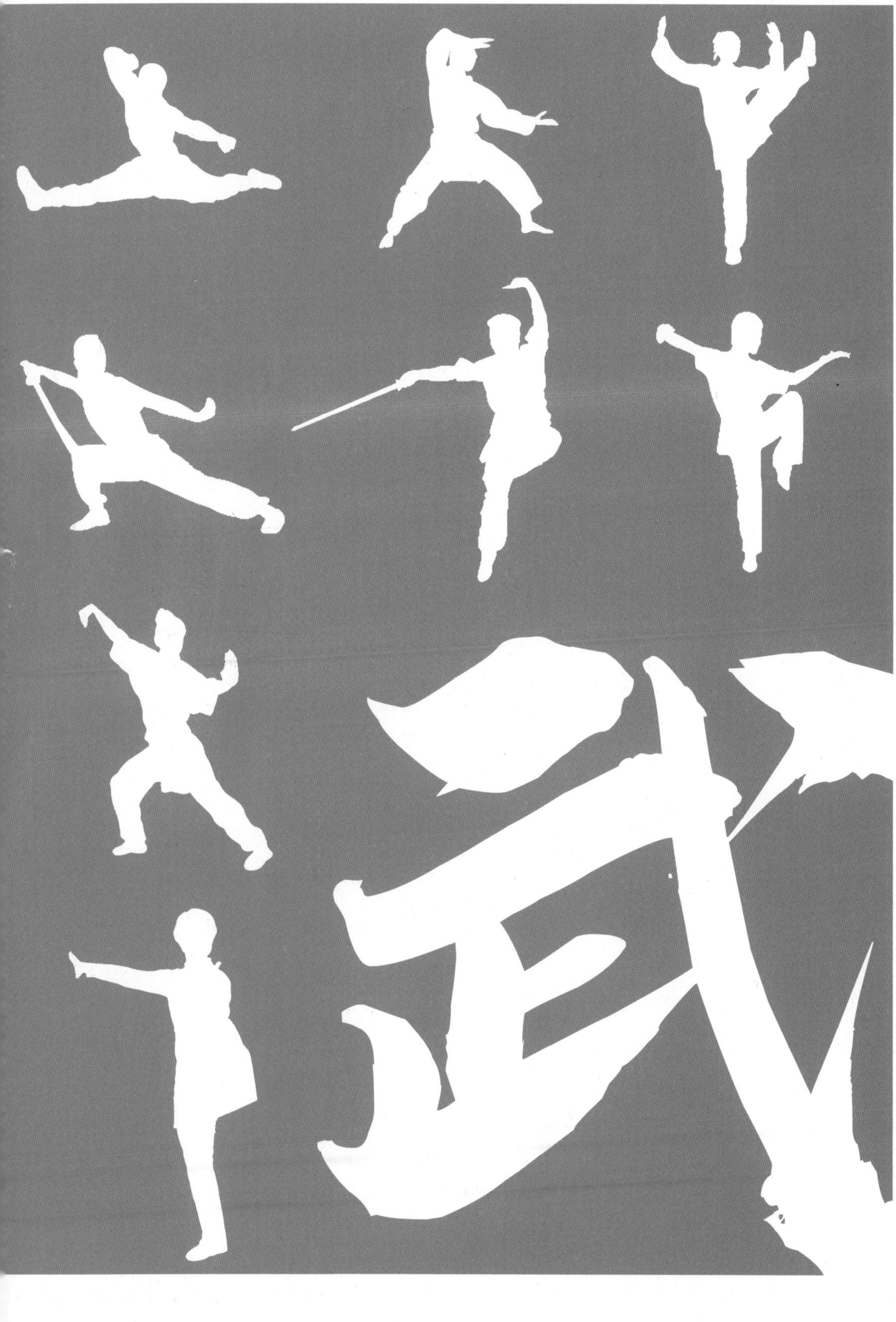